キーワードでわかる

顎関節症治療ガイドブック

田口 望 著

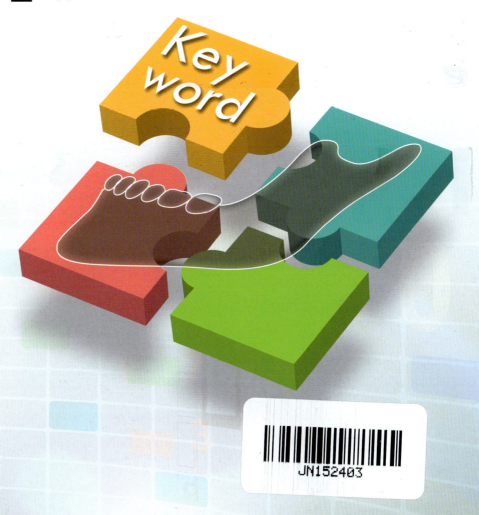

医歯薬出版株式会社

This book was originally published in Japanese under the title of :

GAKUKANSETSUSHO CHIRYO GAIDOBUKKU
(Guidebook of Therapy for TMD)

TAGUCHI, Nozomu
Medical Corporation Taguchi Dental Clinic

© 2016 1st ed.

ISHIYAKU PUBLISHERS, INC.
 7-10, Honkomagome 1 chome, Bunkyo-ku,
 Tokyo 113-8612, Japan

序　文

　顎関節症は，わが国においては1956年に上野が「顎関節症」という病名を命名して以来，日常臨床にまた保険病名としても定着している．1980年には，日本顎関節研究会（現在：一般社団法人日本顎関節学会）が発足し，顎関節症の症型分類（顎関節症Ⅰ型～Ⅴ型）が発表された．その後幾多の変遷を経て，2013年に欧米のDC/TMDとの整合性を図り，顎関節症新病態分類（49ページ参照）が出され，近年では，診断法・治療法ともに目覚ましい進歩を遂げている．

　顎関節症は多因子疾患であり，咬合要因・解剖学的要因・生活習慣等の要因・機能的要因・心身医学的要因などが複雑に絡み合って発症することを念頭に置き，その診断・治療には医学・歯科医学を含め総合的な知識を必要とする．そして，多くの因子を一つひとつ紐解いて，まずはどこに異常があるのかしっかり診断し，いかなる場合も初期治療として可逆的な保存治療を最優先することが重要である．

　たとえば，咬合がおかしいからといって，すぐに咬合治療に入ることは厳に慎まなくてはならない．可逆的な保存治療とは，運動療法を含めた理学療法，スプリント療法（夜間のみの使用）を中心として，薬物療法，認知行動療法，心身医学的療法などである．それらを適用していくためには，顎関節の構造・機能を理解し，各種プロフェッショナルケア・セルフケアの種類と適応，スプリント療法の種類と適応，薬物療法の選択法，生活習慣等の対応法，心身医学的要因の対応法など「多くの引き出し（知識）」をもつ必要がある．その「引き出し」をおおいに活用し，インフォームド・コンセントを行い，ラポールの形成につなげ，安心感を享受しながら治療にあたることが必要である．よって本書では，誰でもできる顎関節症治療を目指し，キーワードを設けて，一つひとつわかりやすく解説し，顎関節症を理解し，より効果的な治療ができるように構成した．

　日常臨床の一助として本書を活用していただければ幸甚である．

2016年11月

田口　望

目次

Key Word	1	下顎頭，関節軟骨	6
Key Word	2	関節円板	11
Key Word	3	滑膜	16
Key Word	4	顎関節の仕組み	19
Key Word	5	パノラマX線	22
Key Word	6	CT，MRI	28
Key Word	7	医療面接，インフォームド・コンセント	35
Key Word	8	痛み，慢性痛，関連痛	39
Key Word	9	パラファンクション	44
Key Word	10	筋触診	46
Key Word	11	顎関節症の病態分類	49
Key Word	12	関節（雑）音（クリック，クレピタス）	51
Key Word	13	開口障害	54
Key Word	14	クローズドロック	57
Key Word	15	変形性顎関節症の成り立ち	60

Key Word 16	運動療法	64
Key Word 17	顎関節可動化療法 プロフェッショナルケア	68
Key Word 18	筋・筋膜トリガーポイント プロフェッショナルケア	72
Key Word 19	ストレッチ療法 プロフェッショナルケア	79
Column	オーラル・フレイル	83
Key Word 20	筋訓練療法 セルフケア	85
Key Word 21	開閉口運動療法 セルフケア	89
Key Word 22	自己牽引療法（ストレッチ運動）セルフケア	92
Key Word 23	スタビライゼイションスプリント	95
Key Word 24	リポジショニングスプリント	100
Key Word 25	改良型ピボットスプリント	103
Key Word 26	薬物療法	106
Key Word 27	生活指導	111
Key Word 28	心身医学	114
Key Word 29	認知行動療法	117
Key Word 30	口腔顔面痛	119
おわりに	顎関節症に終診はあるのか―転帰―	122

Key Word 1

下顎頭，関節軟骨

下顎頭

　下顎頭は，下顎骨の下顎枝関節突起の上端部で，その形状は長軸をやや内方に向けた横長楕円形をなす．その上面は関節面となっており，関節円板を介して下顎窩関節面で相対する2つの骨の表面を関節軟骨が覆っている．その頸部内側の前面には外側翼突筋が停止する翼突筋窩が存在する（**1-1**）．

　下顎頭の内側端部を内側極，外側端部を外側極と呼び，関節円板の内側と外側が付着し，関節円板が下顎頭・下顎窩とともに顎運動時にその位置的関係を保持する役目をなす．また顎関節は，左右両側一対で機能し，滑走・回転・側方などきわめて複雑な顎口腔系の機能的顎運動を行う．

顎関節関節軟骨

1）関節軟骨の役割

　生体における可動性関節のほとんどが滑膜性関節であり，組織学的には硝子軟骨である．顎関節も当然滑膜性関節であるが，他の長管骨にみられる関節とはその発生，発育，

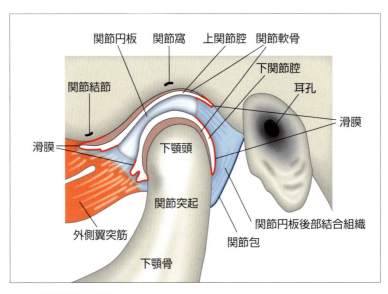

1-1　下顎頭の模式図

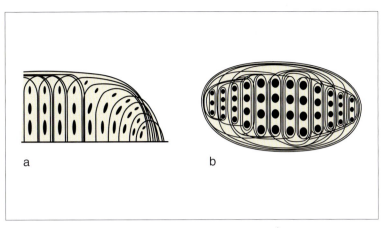

1-2 膝関節関節軟骨の模式図（Benninghoff, 1925[1]）
アーケード構築論．a：縦断面，b：横断面

成長，運動様式などが特異的であることが知られている．また，関節面表面を覆い関節運動を営むうえで，きわめて重要な役割を果たしている．

　成長・運動様式など特異的な顎関節関節軟骨は，一般の関節に見られる関節軟骨のような定型的な硝子軟骨とは言えず，いまだ研究者により異論が多く，表層線維層が厚く線維軟骨に近いとされ，表層線維層はⅠ型コラーゲンがまた軟骨層はⅡ型コラーゲンが主体をなす．表層線維層はきわめて強靱な線維性組織で，加齢に伴い厚さを増す．

2）形態面からみた関節軟骨

　一般的に硝子軟骨は，白色で光沢があり粘弾性に富み，神経・血管・リンパ管がなく関節液で栄養している．また関節軟骨は一種の緻密結合組織で，内部には多数の軟骨小胞を有し，その中には軟骨細胞が含まれる．関節軟骨の厚さは，1mmくらいから最大膝蓋軟骨で5mmといわれる．

　関節軟骨は，約80％の水分，20％のマトリックスと軟骨細胞により構成される．マトリックスは，コラーゲンとプロテオグリカンで構成され，そのコラーゲン線維が関節軟骨の形態を保持し，関節軟骨特有の硬さや弾性などの物理的特性を決定している．

　関節軟骨の形態学的研究の歴史は，古くから整形外科領域で膝関節関節軟骨の線維構築について行われているが，顎関節関節軟骨については，筆者らの報告のほか，きわめて少ない．

　膝関節関節軟骨の線維構築については，古くから多くの研究者により諸説が出されている．そのうち代表的なものとしては，Benninghoff[1]は，偏光顕微鏡などによる研究からArcardensystem（アーケード構築論）を提唱し，その線維配列が関節面にかかる荷重を緩衝すると述べた（**1-2**）．

　近年では，井上[2]が医学生物学へ応用された走査型電子顕微鏡（SEM）を使い，三次元的な膝関節関節軟骨の立体微細線維構築を解明した（**1-3**）．それによれば，最表層線維層とそれ以下の不規則な線維網が枠組みをなし，その中に軟骨細胞あるいはムコ

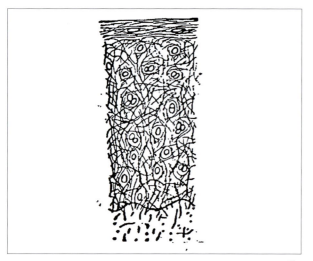
1-3 SEMによる膝関節関節軟骨の模式図（井上，1975[2]）

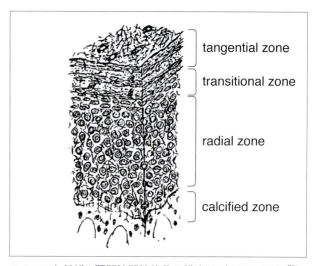
1-4 アカゲザル顎関節関節軟骨の模式図（田口，1980[3]）

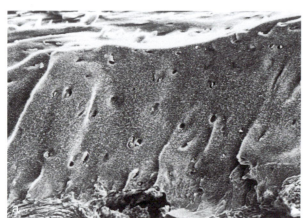
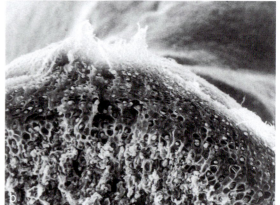
1-5 a：アカゲザル膝関節関節軟骨のSEM像．b：ラット顎関節関節軟骨前頭断面

　多糖タンパク複合体を含みこんでいるとしている．関節軟骨全体で考えると，最表層が表面を包み被ってしまうこととなり，1つのclosedpack systemを形成し，全体として荷重を緩衝すると述べた．
　ヒト顎関節の微細線維構築についてはいまだ解明されていない．筆者[3]は，ラット，イヌ，サルの顎関節関節軟骨立体微細線維構築について明らかにし，そのなかでヒトと比較的に形態的組織学的に近似する赤毛ザルの顎関節関節軟骨線維構築は**1-4**に示すごとくであった．同一個体における膝関節関節軟骨は，SEMによる観察で井上の報告に示されたヒト膝関節のそれとほぼ同一であった（**1-5a**）．
　顎関節と膝関節の両者を比較すると，関節軟骨表面構造は，コラーゲン原線維の細かい網工が薄く関節面を被っており，全体として緩やかな起伏を形成していて，顎関節・

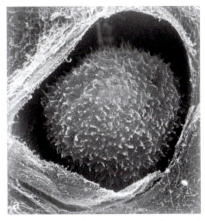 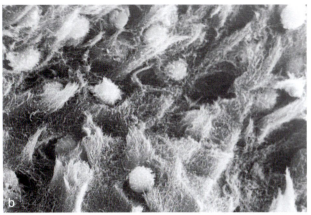

1-6 顎関節関節軟骨のSEM像．a：軟骨細胞小窩に収まる軟骨細胞（約12μm大），b：スポンジ様構造（radial zone）
関節面とは全く無関係に，三次元的に錯綜するコラーゲン原線維がスポンジ様構造をなしている

膝関節の両者とも相違なかった．ついで，関節軟骨内部構造では，表層の線維層については，膝関節では井上の模式図と同じく，関節面と平行に走るコラーゲン原線維の層が1層で薄いのに対し，顎関節は関節面と平行に走行する5～6層よりなる層板状構造を呈し，関節軟骨全体に占める線維層の割合も圧倒的に顎関節のほうが大きい．それより下層の軟骨層においては，関節面とは全く無関係に三次元方向に錯走するコラーゲン原線維がスポンジ様構造をなしている（**1-6b**）．しかし顎関節に比べ，膝関節はそのスポンジ様構造は疎であり，その間に存在する軟骨細胞も顎関節に比べて数が少なく，大きさも数μm小さい．

3）関節軟骨の栄養

関節軟骨の栄養は，関節軟骨には血管，リンパ管，神経線維を含まないため，幼若関節では，滑液を介しての拡散と軟骨下骨髄からの両経路よりなり，成熟関節では滑液を介しての拡散のみの経路で，関節運動による純物理的な機構によって行われている．すなわち関節運動が拡散の促進因子として重要な役目を担っている．

すなわち，顎関節を含め可動関節は，正常な機能を営むことがきわめて重要であり，顎運動により関節軟骨の栄養が賄われている．

4）関節軟骨組成とバイオメカニクス

関節軟骨は約80％の水分を含み，この水分が関節軟骨マトリックス中の主成分であるプロテオグリカン（PG）やコラーゲンと結びついて，強固な弾力性のある関節軟骨を形成している．マトリックスは，コラーゲンとプロテオグリカンから構成される．

プロテオグリカンは，糖とタンパク質の複合体でムコ多糖タンパクの一種であり，95％のグルコサミノグリカン（GAG）と呼ばれる多糖類と5％のタンパク質で構成される．グルコサミノグリカンの種類には，コンドロイチン硫酸，ケラタン硫酸，デルマタ

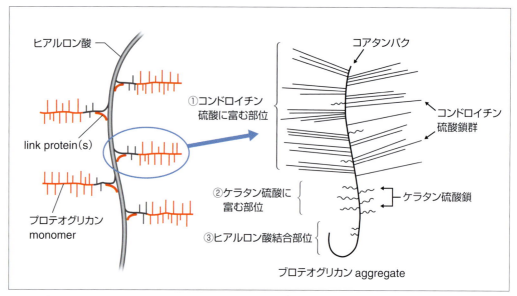

1-7 プロテオグリカンの構造模式図（岩田ほか，1984[4]）をもとに作成）

ン硫酸，ヒアルロン酸などがある．プロテオグリカンの構造模式図を **1-7** に示す．

関節軟骨は，コラーゲンという強靭なタンパク質がスポンジのような構造をなし，その間にコンドロイチン硫酸とケラタン硫酸というコンニャクのようなムコ多糖タンパクが存在する．この構造のおかげで，顎関節関節軟骨は強い咬合力や過酷な顎運動にも耐えられる構造をしており，膝関節関節軟骨も，重い体重を一日中受け続けたり，また走ったりした場合の大きな衝撃にも耐えられる構造をしている．

このように，関節軟骨は運動機能を果たすうえで，なくてはならない重要な組織であり，顎関節症など関節の疼痛・運動制限などを伴った場合には，安静を図るというよりむしろ適切な運動療法を行うことが関節機能の恒常性を維持することにつながることをしっかり念頭に置いて治療に当たらなければならない．

1) Benninghoff A. From und Bau der Gelenkkrorpel in ihren Beziehungen zur Funktion. Z Zellforsch. 1925；2：783.
2) 井上　一．関節軟骨の微細構築とその変性．臨床整形外科．1925；10：25.
3) 田口　望．顎関節関節軟骨および関節円板の微細構造に関する研究．日口外誌．1980；26(4)：929.
4) 岩田　久ほか．結合組織と疾患（中川　正監修）．講談社，1984.

- 顎関節関節軟骨は下顎頭表面を覆い，顎運動を営むうえできわめて重要な役割を果たす．
- 顎関節関節軟骨は，形態的には定型的な硝子軟骨とは言えず，表層線維層が厚い．
- 一般的に関節軟骨は，約80％の水分，20％のマトリックスと軟骨細胞よりなる．マトリックスは，コラーゲンとプロテオグリカンで構成される．
- 関節軟骨の栄養は，滑液を介して拡散のみの経路で純物理学的な機構で行われる．

関節円板

　関節円板は，顎関節の下顎頭と下顎窩の間に存在する強靭な線維性（コラーゲン線維）の組織をさす．その他に，関節円板類似の組織として胸鎖関節，橈骨手根関節，椎間板，肩鎖関節（不完全な関節円板）が存在するが，完全な可動関節としては顎関節が一般的で，緩衝装置としての役割がある．同じように可動関節でコラーゲン線維で構成された緩衝装置として，関節半月（膝関節）が知られている．

　Rees[1]によれば，矢状断面で前方より前肥厚帯，中間帯，後肥厚帯，二層部（関節円板後部結合組織）と呼ばれ（2-1），顎運動に伴って関節結節との間で合目的な形態となっており，正常運動においては2-2のような位置関係を構築している．すなわち，関節円板は，関節の動きに伴って移動して関節運動を滑らかにする役割を担っている．

　関節円板の矢状断面形態は，下顎窩の最も深い位置に相当する部分が厚く（後肥厚帯 - 後方肥厚部），その前方が薄くなり（中間帯 - 中央狭窄部），さらにその前方が少し厚くなっている（前肥厚帯 - 前方肥厚部）．関節円板の前縁は外側翼突筋上頭とつながり，外側翼突筋上頭が収縮することにより，関節円板は前方に移動する．関節円板の後縁は，関節円板後部結合組織につながっており，多くの血管および三叉神経が分布した疎性結合組織により構成され，関節円板が前方に過度に移動しないように後方から関節円板を支えている．関節円板の役割は，2-3に示すごとくである．

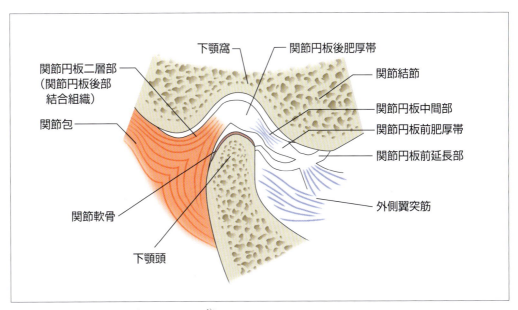

2-1　関節円板の模式図（Rees，1954[1]）

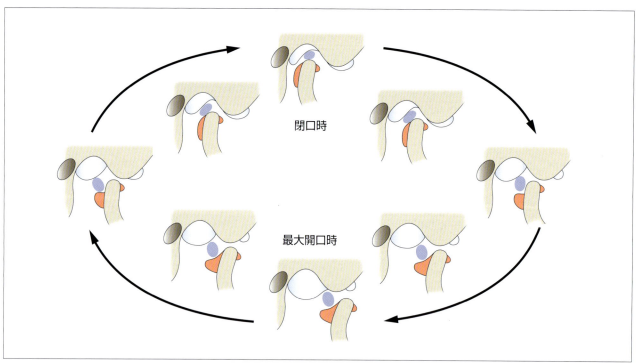

2-2 正常顎運動時の下顎頭と関節円板の関係図

- **緩衝装置としての役割**
  噛みしめに伴う下顎頭・関節窩への加重の分散
  衝撃に対する緩衝
- **顎運動の補助**
  複雑な顎運動の容易化と関節面の適合
  滑液の循環・分散
- **関節面の保護**

2-3 関節円板の役割

　その関節円板の微細構造に関しては，筆者[2,3]は，SEMを使いイヌ・サルの関節円板について2-4〜2-6のごとく示した．関節円板中央部は主に前後に走行するコラーゲン線維により構成され，前方肥厚部，後方肥厚部は周囲を取り巻く線維層と入り組んで錯走する．

　また，ヒトに関しては，山本ら[4]が同じくSEMにより2-7のごとく示している．その構築図は，関節円板中央部に限局しているが，中央狭窄部の線維構築のほぼ大部分を占める前後方向の配列がみられるなど，関節円板に加わる外力の合目的な緩衝を可能にするコラーゲン系線維構築が存在すると述べており，筆者のサルの関節円板の立体微細構築図と原則類似している．

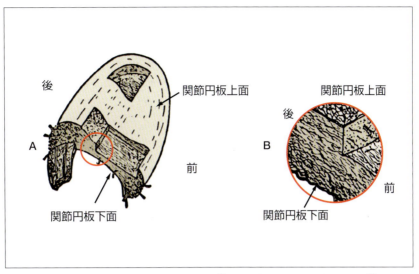

2-4 サル関節円板の模式図（田口, 1980[2] および Taguchi ほか, 1981[3]）

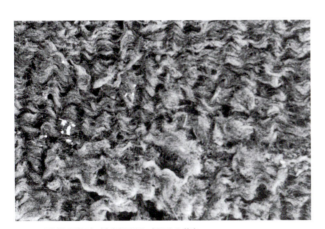

2-5 関節円板矢状断面図（SEM 像）

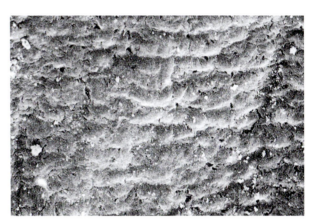

2-6 関節円板表面像（SEM 像）

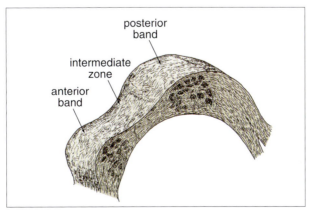

2-7 ヒト関節円板のコラーゲン細線維構築（山本ほか, 1998[4]）

下顎頭と関節円板と下顎窩の関係

　咬頭嵌合位から開口していき，最大開口位から徐々に閉口していくときの関係は，2-8aのごとくである．この関係が維持されれば，関節雑音，開口障害などの顎運動異常はない．

　関節円板の位置的異常には，前方転位・後方転位・内方転位・外方転位およびそれらの複合形が存在する．このなかで，多くは前方転位に関連する位置的異常がほとんどで，復位性関節円板障害と非復位性関節円板障害が存在する．復位性関節円板障害の症状は関節雑音，顎運動異常，引っかかり感を伴うもの，顎関節部疼痛などがあげられる（2-8b，2-9）．

　また，関節円板が前方転位で引っかかったままとなり下顎頭の前方への動きを障害されるときは開口障害をきたし，クローズドロックと呼ばれる病態となる（2-8c，2-10）．

　クローズドロックが継続し慢性例（陳旧例）へと移行し，下顎頭が関節円板後部結合組織への圧迫が持続すると，関節円板後部結合組織の穿孔をきたすことがあり，この部位に存在している血管と三叉神経第三枝の終末が損傷され，より重篤な顎運動痛・顎運動障害を惹起する．そして，関節軟骨の変性・崩壊につながり変形性顎関節症へと移行することがある．

　一方，関節円板が後方へ転位した場合の症状は，復位を伴うものでは大開口時に一瞬引っかかって閉口障害をきたす（2-11）．復位を伴わないものでは，閉口時に下顎頭の後ろに関節円板が存在するために，同側の臼歯部がオープンバイトとなる（2-12）．

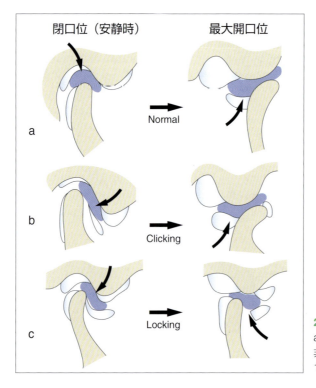

2-8　関節円板障害
a：正常像，b：復位性関節円板障害，c：非復位性関節円板障害（Eriksson，1985[5]）をもとに作成）

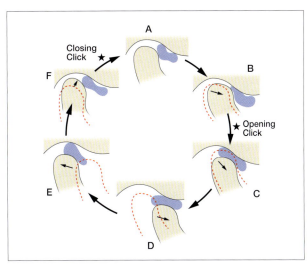

2-9 復位性関節円板障害（前方転位）の下顎頭と関節円板の関係図

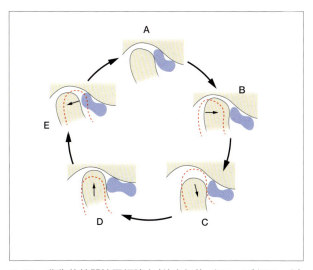

2-10 非復位性関節円板障害（前方転位，クローズドロック）の下顎頭と関節円板の関係図

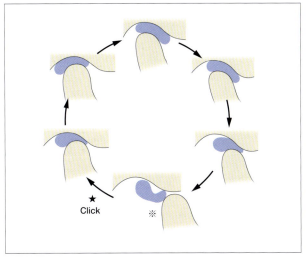

2-11 復位性関節円板障害（後方転位）の下顎頭と関節円板の関係図
開口時，一瞬引っかかって閉口障害（オープンロック）をきたす（※）

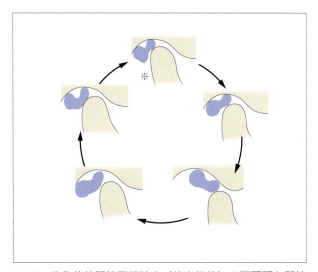

2-12 非復位性関節円板障害（後方転位）の下顎頭と関節円板の関係図
咀嚼時，下顎頭の後ろに関節円板が存在するため，患側臼歯部がオープンバイトとなる

1) Rees LA. The structure and function of the mandibular joint. Brit Dent J. 1954；96：125.
2) 田口　望．顎関節関節軟骨および関節円板の微細構造に関する研究．日口外誌．1980；26(4)：929.
3) Taguchi N, et al. Three-dimensional observation of the temporomandibular joint disk in the rhesus monkey. J Oral Surg. 1980；38(1)：11-15.
4) 山本漢权ほか．成人顎関節円板のコラーゲン細線維構築に関する立体微細形態学的研究．昭和誌．1998；18：388.
5) Eriksson L. Diagnosis and surgical treatment of internal derangement of the temporomandibular joint. Swed Dent J Suppl. 1985；25：1-48.

- 関節円板は，コラーゲン線維で構成された緩衝装置としての役割があり，その他の同じ役割のものとして膝関節の関節半月がよく知られている．
- 関節円板の位置的・形態的異常により，関節（雑）音や開口障害などの運動障害を生じる．

Key Word 3

滑膜

　関節は関節包に包まれており，関節包内の空間を関節腔という．顎関節においては，上下関節腔が存在し，下顎頭と関節円板により構成されるのが下関節腔で，関節円板と下顎窩により構成されるものが上関節腔である．それら下顎頭と関節円板，関節円板と下顎窩との移行部内面を覆う柔らかい結合組織が滑膜である（3-1）．その滑膜内面は，滑膜ヒダを形成し，関節運動時に滑らかに動き関節がうまく進展できるような構造になっている．滑膜表層には，2～3層よりなる滑膜細胞があり，弾性線維・血管・神経が含まれる（3-2）．

　Barlandら[1]は，透過型電子顕微鏡を用い，滑膜細胞にA，Bの細胞が存在することを初めて報告した．それによれば，滑膜A細胞（A細胞と略す）はゴルジ装置がよく

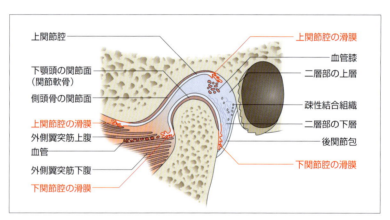

3-1　顎関節における滑膜の部位（赤）

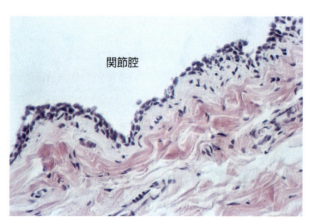

3-2　滑膜の組織像
関節腔側に2～3層よりなる滑膜細胞が存在する

Barland	広畑	構造的特徴	役割
A 細胞	M- 細胞	ゴルジ装置が良く発達 ミトコンドリア，空胞を多く認める 長い細胞質突起 貪食能を有する	老廃物の排導 マクロファージ様細胞
B 細胞	F- 細胞	粗面小胞体が発達 細胞表面は平坦 A 細胞より膜の深部に存在	ヒアルロン酸産生
—	F-M 細胞	形状は楕円形 関節内の状態により M- 細胞にも F- 細胞にも分化可能	中間形の細胞 （両者の移行型の細胞）

3-3 滑膜細胞の種類・特徴・役割

発達し，ミトコンドリア，空胞を多く認め，長い細胞質突起を有し，主に貪食細胞のような働きをする．これに対し滑膜B細胞（B細胞と略す）は，粗面小胞体が発達し，細胞表面は比較的平坦で，A細胞に比べてより膜の深部に存在し，タンパク産生能を有すると報告している．一方，広畑ら[2]は，F-細胞（B細胞に相当する），M-細胞（A細胞に相当する），さらに中間形の細胞としてF-M細胞（関節内の状態により，F-細胞にもM-細胞にも分化できる細胞）があると報告している．

A細胞は細胞質突起が豊富な貪食能を有するマクロファージ様の細胞で，滑膜表層に多く存在し，関節内の老廃物の排導に関わることが知られている．一方，B細胞は細胞質突起が少なく球形で滑膜のやや深いところに位置し，主にヒアルロン酸を産生する細胞といわれている（**3-3**）.

筆者は1987年[3]に，走査型電子顕微鏡（SEM）を用いてイヌ，サルの顎関節滑膜の形態学的観察を行い，顎関節部滑膜の滑膜ヒダ，滑膜絨毛，A細胞，B細胞，その中間系の細胞の存在と形態を明らかにした（**3-4**）.

滑液は，関節腔に存在する無色あるいは帯黄色の透明な粘り気の強い液体で，ヒアルロン酸とムコ多糖タンパクを多く含み，B細胞より産生される．関節の動きを滑らかにすると同時に，関節軟骨の栄養源として働く．

関節に炎症が起きると滑膜炎をきたし，滑膜細胞が異常に増殖し，炎症が長引くと関節液の貯留，関節軟骨の損傷や周囲の骨・靭帯にまで損傷が及ぶことがある．

滑液の組成

顎関節において上下関節腔内は滑液で満たされており，その組成は主成分がヒアルロン酸でそれに血漿成分が含まれる．そのタンパク質の主成分はアルブミンで，その他糖タンパクの一種のラブリシンが存在する．

髙橋[4]によれば，顎関節の滑液解析により各種炎症性メディエーターや軟骨マトリックス成分などが検出され，これらの滑液成分の量的，質的な解析により，滑膜炎，軟骨変性などの関節病変を診断することが可能になったとしている．顎関節滑液解析で各種

炎症性サイトカインの検出を試み，顎関節内障および変形性顎関節症患者の滑液中には，インターロイキン1（interleukin-1：IL-1）などの炎症性サイトカインが高頻度に検出されること，健常人においてはいずれも検出されないことなどを明らかにし，IL-1やNOが顎関節痛や滑膜炎，関節軟骨の退行性変性に関連することを明らかにした．

いずれにせよ滑膜は，車のエンジンに例えればエンジンオイルの産生（滑液の産生）とオイルフィルター（滑液中の老廃物の排導）の役目をし，さらに関節軟骨の栄養，顎運動の円滑化を司る重要な組織である．

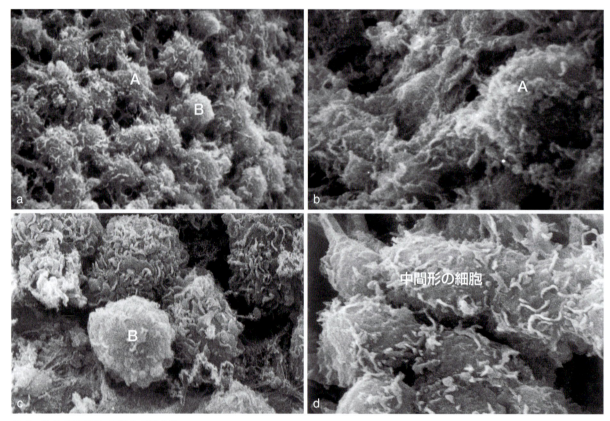

3-4 サルの顎関節滑膜のSEM像
a：滑膜表面，b：A細胞，c：B細胞，d：中間形の細胞

1) Barland P, et al. Electron microscopy of the human synovial membrane. J Cell Biol. 1962；14：207-220.
2) 広畑和志ほか．正常並びに病的関節に於ける各組織の電子顕微鏡的研究．日整会誌．1963；36：871．
3) 田口 望ほか．顎関節滑膜の微細構造に関する研究．日口外誌．1983；29(2)：185．
4) 髙橋 哲．顎関節症の生化学的研究の最前線－顎関節滑液解析の診断および治療への応用－．東北大歯誌．2001；20：59．

- 滑膜は伸展性に富む結合組織で，下顎頭と関節円板および関節円板と下顎窩の移行部内面を被う部分を指す．
- 滑膜には，A細胞（関節内の老廃物の排導）とB細胞（ヒアルロン酸産生細胞）およびその中間形の細胞の存在が確認されている．
- 関節軟骨の栄養と顎運動の円滑化を司る重要な組織である

Key Word 4

顎関節の仕組み

　顎関節症を理解するには，まずは顎関節の構造・機能を理解することが必要である．顎関節の細部にわたる各種構造を知ることで，治療を行うにあたり，その治療法の目的・意義が理解でき，患者への説明等インフォームド・コンセントを行ううえで重要となる．

　顎関節は，側頭骨関節面（下顎窩）と下顎骨の関節突起（下顎頭）で構成される関節である．その下顎頭と下顎窩の間に関節円板が存在する．前方部には関節結節があり，その先の頰骨弓へと移行する（4-1）．

　顎関節は，複雑な構造と運動機能を備えており，他の関節とは異なる特徴がある．第一に，顎関節は左右一対となり下顎骨を支えていることである．下顎骨は左右で一塊であることから，左右の顎関節は協調運動を行い作業側の顎関節が運動すると必ず平衡側の顎関節も運動を行うことになる．第二に，顎関節は他の関節と同じように回転運動を行うことができると同時に，滑走運動も行うことができることである．この滑走運動は，他の関節にはみられない特徴であり，下顎の複雑な運動を可能にしている．第三に，顎関節は上下顎の歯の接触により，咀嚼運動に伴ってコントロールされていることである．第四に上下の歯の接触に異常が生じたり下顎骨にうつ伏せ寝などの異常な力が加わる

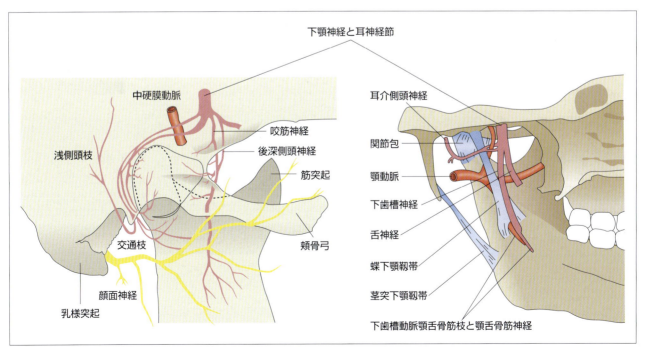

4-1　顎関節構成体の模式図

と，顎関節にとっては異常な刺激を受け，何らかの障害を受けることもある．

下顎頭の表面は関節軟骨で覆われ，関節軟骨と関節円板の移行部は滑膜が存在し下関節腔が形成され，関節円板と下顎窩の移行部にも滑膜が存在し上関節腔が形成され，上下関節腔には関節液（滑液）で満たされる．その周りは関節包で包まれ，その外側は外側靭帯により補強され，その他茎突下顎靭帯，蝶下顎靭帯が下顎骨を支えている（4-1）．

関節液の主成分はヒアルロン酸で，その他ラブリシン（糖タンパク質の一種）も豊富に含まれ粘稠性に富み，その役目は潤滑剤として下顎頭のスムースな動きをする役目と，血管のない関節軟骨への栄養補給の役目をしている．

顎運動

顎関節の運動は，主に閉口筋である咀嚼筋（咬筋，内側翼突筋，側頭筋，外側翼突筋；前方，側方運動に関与）と開口筋群（舌骨下筋群が舌骨を固定し，舌骨上筋群により下顎骨を引っ張り開口する）とにより複雑な顎運動を担い，咀嚼・嚥下・発音（談話）が可能となる．さらに，顎関節は左右一対で機能し，人体構成関節のなかで最も複雑な動きをすると同時に，過酷な動きに対応する関節である（4-2）．

- 閉口運動に関与する筋…咬筋，側頭筋，内側翼突筋，
- 開口運動に関与する筋…外側翼突筋，顎二腹筋，顎舌骨筋，オトガイ舌骨筋
- 前方運動に関与する筋…外側翼突筋
- 後方運動に関与する筋…側頭筋後腹，咬筋深部，顎二腹筋
- 側方運動に関与する筋…外側翼突筋，側頭筋後腹

また顎関節の運動の制御は，下顎窩，関節結節と下顎頭の骨組織および閉口筋群，開口筋群，靭帯など軟組織，顎運動に関与する神経回路により行われ，左右顎関節が別々に独立して運動することはできず，形態学的要素によって決定される．そして，歯列・

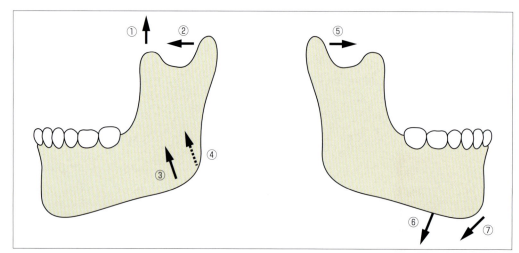

4-2　下顎骨に付着する筋の牽引方向
① 側頭筋，② 外側翼突筋，③ 咬筋，④ 内側翼突筋，⑤ 外側翼突筋，⑥ 顎舌骨筋，⑦ オトガイ舌筋・オトガイ舌骨筋・顎二腹筋前腹（①〜④：咀嚼筋群，⑤〜⑦：開口筋群）

咬合状態により咀嚼運動様式が決まり，顎運動時の切歯点での平均的運動範囲は **4-3** のごとくである．

顎運動に関与する脳神経機構は，上位中枢として大脳皮質咀嚼運動領，大脳辺縁系（扁桃核 - 視床下部系 - 飽食 - 食中枢）大脳基底核，および小脳，と脳幹（間脳，中脳，橋，延髄；下位中枢）の4つの系列がある．前の二者すなわち大脳皮質と大脳基底核は，意識や思考に関係する高次脳であるのに対し，後者の中脳，橋，延髄などは無意識下でリズミカルな顎運動を制御することができる．

とくに大脳皮質咀嚼運動領と大脳辺縁系とは，それぞれ異なった経路で神経線維を顔面神経核と三叉神経核，舌下神経核に送る．

大脳辺縁系は食物探求動作，摂取動作，咀嚼動作などの欲求機構に関係し，大脳皮質咀嚼運動領は主として咀嚼運動の調節に関係する．

咀嚼運動は，3種の顎反射（開口反射，閉口反射，下顎張反射）が存在するが，本来大脳の強力な調整支配により意識的に行うことが可能である．すなわち，顎の反射機構だけでは持続的で継続した咀嚼運動はできず，顎と舌との調和，唾液分泌，口腔粘膜や歯根膜の触圧，嚥下動作の調整，顎運動の食べ物に応じた咀嚼リズムをつくるには脳幹網様体やさらに上位中枢の機能が重要とされる．

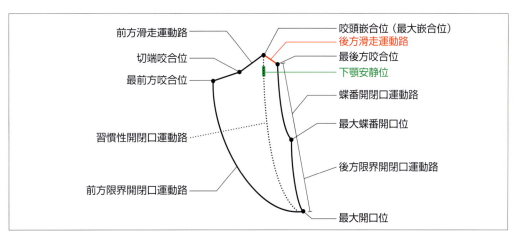

4-3 矢状面に描記した顎運動時の切歯点の平均運動範囲（Posselt，1962[1]）をもとに作成）

1) Posselt U. Physiology of occlusion and rehabilitation. Blackwell Scientific, 1962.

- 顎関節は，左右一対で下顎骨を支え，咀嚼・嚥下・発音に関与し，人体構成関節中最も複雑な動きをする．
- 顎運動は，主に閉口筋である咀嚼筋（咬筋，内側翼突筋，側頭筋，外側翼突筋；前方，側方運動に関与）と開口筋群（舌骨下筋群が舌骨を固定し，舌骨上筋群により下顎骨を引っ張り開口する）とにより複雑な顎運動を担う．
- 顎運動に関与する脳神経機構は，上位中枢として大脳皮質咀嚼運動領，大脳辺縁系（扁桃核 - 視床下部系 - 飽食 - 食中枢）大脳基底核，および小脳と脳幹（間脳，中脳，橋，延髄；下位中枢）の4つの系列がある．

Key Word 5

パノラマX線

　歯科用パノラマX線撮影法は，1960年代に実用化され，一般歯科臨床においては，1970年代に普及しはじめた．そしてパノラマX線装置の導入より40数年経過した現在では，歯科開業医でのパノラマX線装置普及率はほぼ100％である．歯科臨床において必須の診断機器として確立しており，わが国の撮影枚数は年間1200万枚に及ぶといわれる．

　本装置は近年急速な進化を遂げ，デジタル化および多機能な複数のX線撮影機能を包括したパノラマX線装置（歯科用コンビームCT：CBCT，3DCT）が登場し，3Dでの立体的観察が可能となり，これからもさらに進化を遂げていくにちがいない．

　一般的にX線の特徴として，人体を透過したX線は，軟組織・硬組織などその物質の種類・密度・厚さに応じ減弱され，それらが画像の陰影として表現され，読影することとなる．また，近年のデジタル化に伴うメリットとして，被曝線量の低減化，現像処理やフィルム保存の必要がなく，撮影後短時間で読影可能，読影条件にあわせて画像加工や処理が可能（濃淡，拡大，コントラスト等）などがあげられる．

顎関節症に対する撮影法

　標準パノラマX線撮影法で得られる画像は 5-1 のごとくで，その画像より得られる情報は多彩であり，日常臨床には欠くことのできない診断機器である．側頭骨下顎窩およびその周辺組織と下顎頭とが重なり，下顎頭表層の画像が不鮮明となる場合が多い．

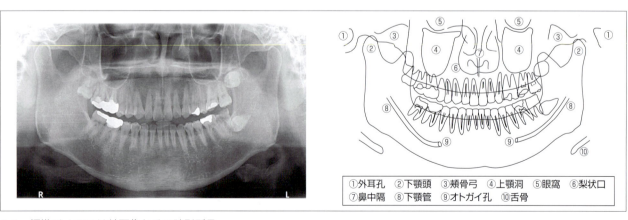

5-1　標準パノラマX線画像とその読影所見

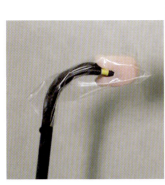
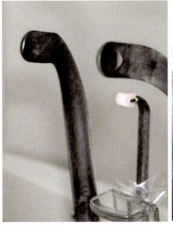
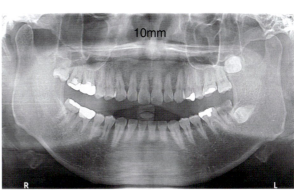

5-2 通常パノラマX線撮影法で顎関節をきれいに撮影する方法
バイトブロックを使用して10〜20mm開口位で撮影すると，下顎頭がしっかりと描出される

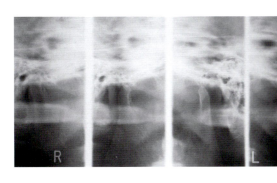

5-3 通常のパノラマ顎関節四分画撮影画像（OP100）
左右顎関節開口閉口位側面像

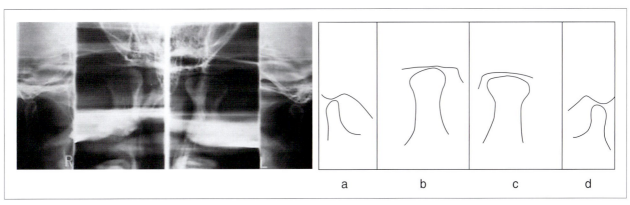

5-4 パノラマ顎関節四分画撮影画像とその読影所見（OP100）
a：右側下顎頭側面像，b：右側下顎頭P→A像，c：左側下顎頭P→A像，d：左側下顎頭側面像

　よって，それを回避するための方策として，10〜20mm開口位を維持できるバイトブロックを使用して撮影することで，下顎頭の描出が可能となる（5-2）．
　機種によっては，顎関節四分画パノラマX線撮影が可能であり，その断層域が下顎頭を基準としているため，より骨変形が描出されやすい．また機種によっては，パノラマ撮影装置で下顎頭の側面像・正面像（P→A）を撮影可能な機種も存在する（5-3，5-4）．

> - 下顎骨の骨密度の低下は関節炎の存在と関連する…透過性の亢進
> - 下顎頭の形態変化の程度をチェックする
> - 関節腔の狭小化は関節円板・関節軟骨の損傷・破壊と関連する…パノラマX線画像単独ではなく，CTなど断層画像とあわせて読影
> - 関節像の評価は，X線画像単独で評価するのではなく，その他の臨床所見との総合評価が重要

5-5 パノラマX線画像の読影のポイント

顎関節読影法

　顎関節症において，パノラマX線画像で診断できる病態は変形性顎関節症であり，その診断の要点は 5-5 に示す．

　雨宮[1]によれば，パノラマ顎関節四分画X線撮影はコンビームCTと同程度の下顎頭骨変形の検出能を有するが，標準パノラマX線撮影の検出能はコンビームCTの評価よりも有意に低かったと述べている．一方，和光ら[2]の報告では，パノラマX線撮影法での正診率は71〜84％と，CTなどその他の撮影法に引けをとらないことが報告されている．よって，顎関節症の診断には，スクリーニングとして標準パノラマX線撮影画像にてまずは検査し，必要があればその他の画像診断を行っていく．

　顎関節症の各種病態のなかで，パノラマX線画像上で変形等の異常所見を呈するのは，退行性病変すなわち変形性顎関節症である．変形性顎関節症とは，初期段階として関節軟骨の崩壊から始まり，それを補おうとして骨はむしろ増殖し，骨硬化をきたす．関節軟骨のみが減少して，周囲の骨は増殖する．つまり，局所的には骨量が増加する．そして，骨と骨同士がこすれあい炎症をきたし，骨の増殖につながり，ますます骨と骨同士がこすれやすくなる．この繰り返しにより，骨が太くなって関節包や周りの靭帯，腱などにも障害が及ぶこととなる．

　関節軟骨の修復スピードはきわめて遅いのに対し，骨自体の修復のスピードは軟骨に比べて速く，関節軟骨が修復される前に，周囲の骨の増殖や骨棘形成が起こる．その結果，ますます変形性関節症が進行してしまうという悪循環を繰り返す．また，関節に衝撃を受け微細外傷で傷ついた場合には，変形性関節症の発生機転となる場合もある．

変形性顎関節症の画像所見

　上村[3]らは，1979年にX線所見での骨形態変化の分類を 5-6 のごとく報告している．これらのうち，骨皮質の肥厚と海綿骨の肥厚の2つは形態的な異常所見ではないが，その他のものは顎関節の形態変化の所見を示すものである（5-7）．

- 関節面の扁平化（flatterning），骨表面の陥凹（concavity）
- 骨表層の肥厚（thickning of the cortical layer）
- 骨表面の粗造化（関節軟骨損傷），軟骨下骨の断裂，限局性のX線透過像（erosion），偽嚢胞（pseudocyst）⇒ subchondral cyst
- 骨硬化（screlosis）
- 辺縁部骨増生像（marginal proliferation），骨増殖体形成，骨棘形成（osteophyte formation）
- 下顎頭の顕著な変形，短縮（deformity）
- 二重輪郭（double contour）
- 骨塊の形成，石灰化物（calcified body），浮遊体（articular loose body）
- その他…下顎頭の短縮，下顎頭前後径の短縮，下顎頭の増大

5-6 骨形態変化の分類（上村，1979[3]）をもとに作成）

以下に示すX線所見は，すべて標準パノラマX線画像によるものである．日常臨床で顎に異常がみられない症例でも，下顎頭部に変形所見がみられることもあり，臨床症状と画像所見が必ずしも一致しないこともある．

1) 骨硬化

軟骨下骨の肥厚は，下顎頭の形態的変化の所見はないが，画像所見として輪郭が鮮明に映し出される（**5-8**）．

臨床的には，関節軟骨の損傷により関節裂隙の狭小化の所見を呈することが多く，軽いクレピタスと顎運動痛を呈する．

2) 骨表面の粗造化

下顎頭表面の粗造化，一部軟骨下骨の断裂がみられる（**5-9**）．臨床的には，開口時のギシギシ，ガリガリ音（クレピタス）を認め，開口時痛を伴うことが多く，開口障害を伴うこともある．学会等の記載で，エロージョンを皮質骨の断裂という表現が存在するが，下顎頭を含め関節面表面は関節軟骨で被われており，皮質骨は存在しない．

3) 骨表面の陥凹

下顎頭部に陥凹を呈する（**5-10**）．臨床的には，クレピタスと運動障害が起きるが，とくに関節面の後方部に陥凹を生じた場合，関節円板後部結合組織（血管，三叉神経の終末，弾性線維など）を圧迫するため，運動障害に激しい疼痛を伴うことが多い．

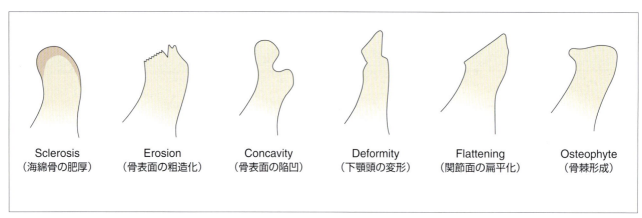

5-7　骨形態変化の分類図（上村ほか，1979[3)]をもとに作成）

4) 下顎頭の萎縮ならびに変形

5-11 の症例は，数年前に一時的に違和感を覚えた程度で，現在の症状は軽度のクレピタス以外無症状である．

5) 関節面の扁平化

長期経過例にみられる（5-12）．臨床的には，クレピタス（ガリガリ，ザリザリ音）を呈するが，それ以外の症状は症例により異なり，千差万別である．

6) 骨棘形成

関節軟骨の変性・摩耗が起きると，その後の関節軟骨・骨の新生増殖が起き，それに伴い二次性滑膜炎などに基づく進行性の変性関節疾患へと進んでいく．つまり，まず何らかの原因で関節軟骨が傷み，すり減ると，人間の体はそれを修復しようとするが，正常な状態に修復することはできず，周囲の負担のかかっていない部位に異常軟骨や骨棘として増殖する（5-13）．

臨床的には，こうした変化に伴い，関節内の滑膜組織が炎症を起こし，顎運動時に激しい痛みを生ずることが多い．

7) その他の変形

骨の粗造化，浮遊石灰化物などがあげられる．

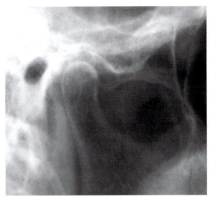

5-8 骨硬化（軟骨下骨の肥厚）
下顎頭の形態変化の所見はない．臨床症状は軽いクレピタス，顎運動痛

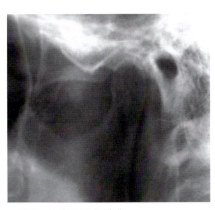

5-9 骨表面の粗造化
臨床症状はクレピタス，開口時痛，開口障害など

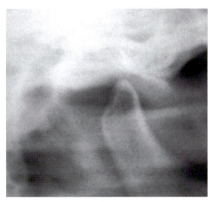

5-10 骨表面の陥凹
臨床症状はクレピタス．下顎頭後面部に陥凹がある場合は関節円板後部結合組織を刺激するため，咀嚼時痛が著しいことが多い（顎運動障害）

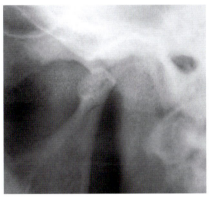

5-11 下顎頭の変形

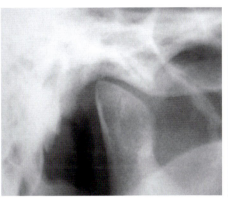

5-12 関節面の扁平化
臨床症状はとくにないことが多く，ときに顎運動痛あり．長期経過例に多い

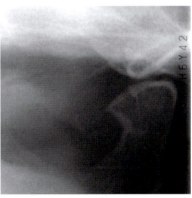

5-13 辺縁部の骨増生（骨棘）
臨床症状はクレピタス，顎運動時の疼痛，顎運動の狭小化（開口障害）

1) 雨宮俊彦．下顎頭骨変形の診断精度．デジタル方式パノラマエックス線撮影，顎関節4分割パノラマエックス線撮影および3.0 tesla MRIとコンビームCTの比較．日大歯学誌．2015；89(1)：57．
2) 和光 衛ほか．顎関節症を見直す 5．画像検査法と診断．歯科学報．2002；102(11)：853．
3) 上村修三郎ほか．顎関節疾患に関するX線診断学的研究－顎関節疾患における関節の形態的変化について－．歯放線．1979；19：224．

- パノラマX線装置は，口腔・顎関節・顎骨・歯・歯周組織などの疾患の有無のスクリーニングに有用で，歯科開業医の普及率はほぼ100％である．
- 通常パノラマX線装置で顎関節をより鮮明な画像を得るには，10～20mm開口位（バイトブロックを作る）で撮影すると良い．変形性顎関節症のスクリーニングが可能である．

Key Word 6

CT, MRI

歯科用 CT とは，近年開発された歯科に特化した CT 装置のことを言い，コーンビーム方式を用いているためコーンビーム CT とも呼ぶ．

従来の断層方式パノラマ X 線撮影法や口内法デンタル X 線撮影法の二次元 X 線画像では判別できない三次元の高画質画像を用いることで，奥行きの病態解明や痛みや症状の原因をよりわかりやすく診断することが可能となる．

顎関節症においては，変形性顎関節症に医療保険の適応をもち，その他の歯科領域では，デンタルインプラント（人工歯根）の手術シミュレーションや智歯抜歯，根尖病巣の状態検索，囊胞，腫瘍などの診断，治療に用いられる．

歯科用 CT と医療用 CT との比較

医科用 CT は，X 線束が扇形に照射されるためファンビーム CT と呼ばれている．それに対して歯科用 CT は X 線束が円錐形に照射されるためコーンビーム CT（CBCT）と呼ばれる．これにより，ファンビームは基本 1 周の撮影で 1 枚の画像しか撮影できないが，CBCT は 1 周の撮影で数百枚の画像が撮影できる．そのため，CBCT は低被曝（医科用 CT の 1/10 程度），短時間で細かいスライス画像取得が可能となった．その利点欠点は **6-1** のごとくである[1]．

利点
- 解像度（空間分解能）が高い
- 被曝線量が少ない
- 高画質である
- 金属アーチファクト（画像の乱れ）が少ない
- 短時間で三次元画像を構築できる
- 立ったまま，または座ったまま撮影できるため閉塞感がない
- 撮影時間が短い

欠点
- 軟部組織の組織学的変化は，あまり反映されない
- 撮影範囲が狭い
- CT 値に（準）定量性がない

6-1 歯科用 CBCT の利点，欠点

顎関節症の CBCT

　最新の機種（Trophy Pan Pro）では顔面全体の歯・骨硬組織の 3D 画像が観察可能であり，さらに矢状断面・前頭断面・水平断面が観察可能である（**6-2，6-3**）．顎関節の観察では左右同時に一体となって比較観察ができ，パノラマ X 線だけでは観察できなかったわずかな変形まで CBCT によって観察可能となった．
　その各種変形像とパノラマ X 線の画像との比較を，症例をもとに示す．

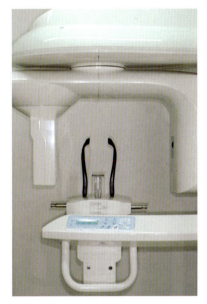

6-2　パノラマ・3DCT 装置（Trophy Pan Pro）

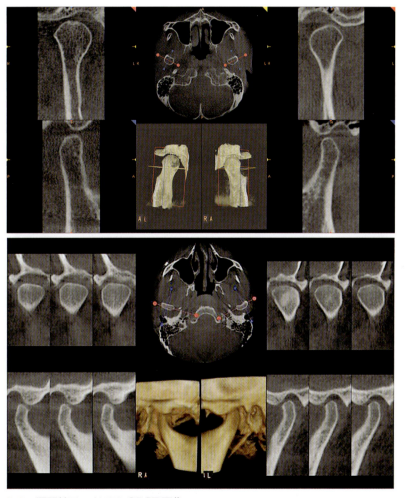

6-3　顎関節モードでの CBCT 画像
3D，水平断，矢状断，前頭断画像（顎関節正常像）

症例1　42歳，女性（6-4）

主訴：左側顎関節部の疼痛と開口障害

現病歴：2年前より左側顎関節に痛みを感じ，いろいろな施設を受診したが，安静を指示されたり，投薬のみで改善をみないため当院受診

現症：最大開口域28mm，左側顎関節の運動障害・顎運動時痛あり．パノラマX線所見にて左側下顎頭の一部変形を認めた

診断：変形性顎関節症

治療：積極的なマニピュレーション，ストレッチ療法，自己牽引療法＋夜間の噛みしめ防止にスプリントを使用し，受診2週後には最大開口域40mmと開口障害は改善をみた．顎運動時痛はVAS80→30と軽減した．パノラマX線にて左顎関節に骨硬化像を認めた．CBCT所見では左側の下顎頭中央部に陥凹の欠損所見を認めたが，パノラマX線では観察できない所見であった．

運動療法，スプリント療法にて，受診後1カ月目にはVAS30→5と軽快し，最大開口域も42mmと改善した．

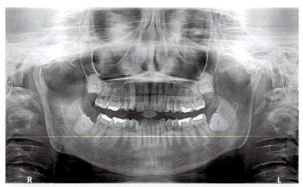

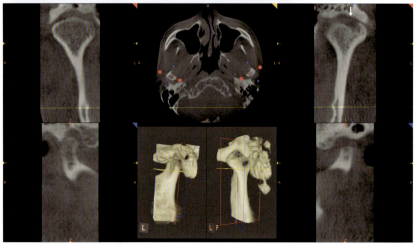

6-4　症例1
パノラマX線画像では確認できないが，CBCTでは左側下顎頭中央部に陥凹を伴う欠損像がみられる（↓）

| Key Word | 6 |

症例2　52歳，女性（6-5）

主訴：右側顎関節部の違和感，顎運動時痛

現病歴：20年前より，ときどき右側顎関節部に違和感を自覚していたが，そのまま放置．半年前より顎運動時痛を自覚，病院歯科口腔外科を受診しX線検査にて異常がないといわれ，経過をみていたが改善しないため，当院受診

現症：最大開口域40mm，ときにクレピタス様関節（雑）音を認めた．パノラマX線では下顎頭部に大きな異常はなく，運動療法にて1カ月経過をみたが，症状に大きな変化がないためCT検査施行．CBCTにて右側下顎頭に二重下顎頭の所見を認めた

診断：変形性顎関節症（二重下顎頭）

治療：CT検査にて変形が明らかとなった症例である．ストレッチなど運動療法と関節への負荷の軽減のためのスプリント療法にて3カ月後には，VAS35→5と軽快した．

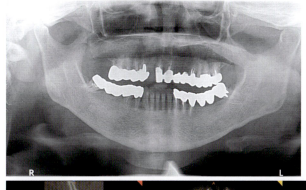
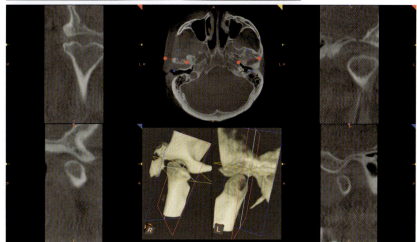

6-5 症例2
パノラマX線では大きな異常所見は確認できないが，CBCTにて右側下顎頭に二重下顎頭所見を得た

症例3 46歳，女性（6-6）

主訴：両側顎関節部の疼痛，耳痛

現病歴：10年以上前より，左右の顎関節部にときどき疼痛，耳の違和感を自覚．徐々に口が開けづらいことを感じるようになった．2年前，近医歯科受診し咬合調整を受け症状が悪化，その後大学病院などを受診したが，これといった治療もなく改善をみないため，ネットで検索し当院を受診

現症：最大開口域28mm 開口時やや顎の左方偏位を認めた．パノラマX線所見にて右側下顎頭は扁平化，左側下顎頭は一部変形を認めた．CBCTにて右側下顎頭の扁平化，一部骨棘形成，左側下顎頭に陥凹を伴う変形像を認めた

治療：積極的なストレッチ療法，セルフケアとしての自己牽引療法とスプリント療法にて，1カ月後には最大開口域41mm（VAS85→30）と改善傾向を示した．

　上記症例のように，CBCTはパノラマX線でははっきりしない変形像のうち内側・外側・前方・後方等の変形部位の同定が可能であり，診断上きわめて有効な検査法である．

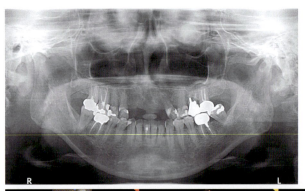

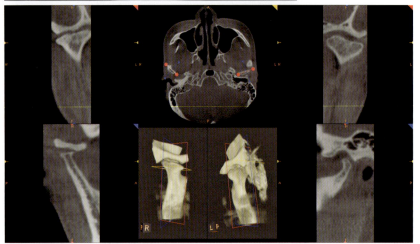

6-6 症例3
パノラマX線にて右側下顎頭に扁平化，左側下顎頭にエロージョンと粗造化を認めた．CBCTでは，さらに詳しく下顎頭の変形像が確認できる

MRI

　CBCTが，歯・骨硬組織を主なターゲットとしたのに対し，MRIは生体軟組織の再現性に優れ，任意の方向で撮影が可能であるため，さまざまな顎関節症病態の診断に有用である．とりわけ関節円板の位置的・形態的異常の有無に関する確定診断に，きわめて有用である．

　わが国ではMRIの健康保険導入など世界で最も普及しているが，欧米では医療費の問題，MRI機器が高額であることなどにより，顎関節症への応用は一般的ではない．

　下顎頭および関節結節の骨髄は高信号で白く描出され，皮質骨は無信号で黒く描出される．下顎窩と下顎頭の間には，中等度の信号強度領域があり，関節円板は低信号で黒く描出され，関節円板前方肥厚部・中間帯・後方肥厚部・関節円板後部結合組織が判別できる（6-7）．顎関節のMRIから得られる情報は以下のものがあげられる．

- 関節円板の位置，形態
- 関節円板復位の有無
- 関節液貯留の有無
- 下顎頭の形態，骨髄の状態
- 顎関節周囲組織の状態

1）T1強調画像

　主に脂肪組織が白く見え，水や液性成分，囊胞は黒く見える．身体の解剖学的構造の確認に有用である．

2）T2強調画像

　脂肪組織だけでなく水や液性成分，囊胞も白く見える．T1強調画像に比べ病変部が白く描出されやすいため，病変の存在の確認に有用である．

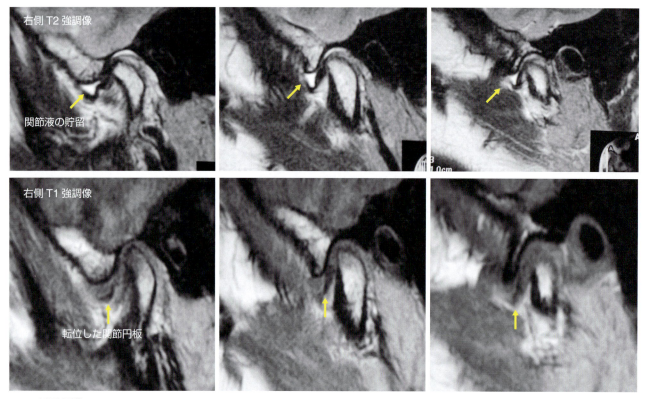

6-7 MRI 画像
上段：T2 強調像，下段：T1 強調像．転位した関節円板は→で示すごとく黒く描出され，T2 強調像では関節液の貯留は白く描出されている（画像提供：名古屋大学医学部服部　宇先生）

1）佐野　司ほか．歯科用コーンビーム CT と医科用 CT との違い－その 2 －．歯科学報．2009；109(1)：73.

- 歯科用 CT は，コーンビーム方式を用いている（CBCT）．歯・骨硬組織を主なターゲットとし，三次元的な観察が可能である．
- 医科用 CT はファンビーム方式で，扇状に照射され 1 周に 1 枚の画像しか得られない．
- 歯科用コーンビーム CT は，低被曝（医科用 CT の 1/10）で 1 周の撮影で数百枚の画像が得られる．
- 変形性顎関節症に健康保険適応である．
- MRI は生体軟組織の再現性に優れ，任意の方向で撮影が可能であり，とりわけ関節円板の位置的・形態的異常の有無に関する確定診断にきわめて有用である．

医療面接, インフォームド・コンセント

医療面接のポイントは,十分に時間をかけて聴取することである.きちっとした問診をすることで顎関節疾患の多くは診断可能となる.画像診断や血液検査が豊富にある現代では,病歴に頼らなくても診断できるように思いがちだが,検査結果に振り回されて,かえって遠回りをしている場合があることが,内科領域でも指摘されている.

まずは,患者の訴える主訴・症状をしっかりと捉え,鑑別疾患を行い,考えられる病態を推測し,その後に各種検査を行い,臨床診断を下していく過程を常に念頭に置くことが重要であり,診断能力のスキルアップにつながる.

近年の傾向として,とりあえず診査とX線検査をしてデータをみてから考えようという姿勢がうかがえる.検査前に鑑別診断をあげる癖をつけるようにすれば,おのずと問診はスキルアップし,診断能力は向上していくはずである.

まずは何より患者と術者自身の言葉でコミュニケーションをとることが重要であり,大切なことは病歴を聞き出すだけでなく,コミュニケーションが患者・家族を癒す効果までもたせることを認識すべきである.そこで初めて真の情報が得られると同時に,初期治療につながるといっても過言ではない.

医療面接の実際

患者は診断に必要な情報を必ずしも順序良く話してくれないので,多くの情報のなかから診断に必要なものを選び,どの病態に分類されるかの診断・検査・治療のための情報の整理を行う.さらに顎関節症では,生活習慣に関わる要因や心身医学的要因があり,それらを注意深く聴取することが発生要因を特定するうえで大変重要である.また,顎関節症の場合,時間の経過による変化が治療を行ううえで参考になることが多いため,治療ごとに話を聞く必要がある.

医療面接の目的には,良好な患者-歯科医師関係の構築(ラポールの形成)すること,および患者教育と動機づけを行うことがあげられる.

1) 前準備

面接の前に,情報の整理や身だしなみの確認,患者との位置関係を確認する.患者との位置関係には,直角が多く用いられる.この位置では,お互いに表情を観察しやすく,対面よりもリラックスできる.また,面接時には,傾聴・共感・受容・支持・保証といった支持的精神療法が基本となる.

まずは，患者の言葉を遮らず，ある程度自由に話させ，しっかりと訴えに耳を傾ける．すぐに一方的な質問はせず，自由に話してもらった後に歯科医師から症状の有無を尋ねる．話し方は，ゆっくりと，はっきり聞きやすい言葉を心がける．

2）問診票

患者自身に問診票へ記載してもらい，医療面接の参考資料にする．問診票を用いることで患者が考えを整理し，診療室で患者が直接言いにくいことや，歯科医師が聞きにくいことを記載してもらえる．また，疼痛の程度についてVAS法を用いて記録してもらうことで，治療の経時的変化や治療効果を客観的に判定できる．

VAS法は痛みなしの状態を0とし，考えうる最もひどい痛みを100として，今感じている痛みの程度を患者に×でマークしてもらう．その位置を0～100の値に換算し，疼痛の程度を定量化する．その他の痛みの評価スケールは，NRS法，VRS法，Face Scale（7-1）がある．

Numerical Rating Scale（NRS）

0　1　2　3　4　5　6　7　8　9　10

最もよく使用されている評価法で，0～10の11段階の数字を用いて，患者自身に痛みのレベルを数字で示してもらう方法である

Visual Analogue Scale（VAS）10cm

全く痛みがない　　　　　これ以上の強い痛みは考えられない，または最悪の痛み

1948年にKeel[2]により"simple descriptive pain scale"と記載がある痛みの評価法である．100mmの水平な直線上に痛みの程度を患者に印をつけてもらい，その長さをもって痛みの程度を数値化するという

Verbal Rating Scale（VRS）

痛みなし　少し痛い　痛い　かなり痛い　耐えられないくらい痛い

数段階の痛みの強さを表す言葉を直線上に記載し，患者に選択させる方法である．言語の選択肢が固定されるという限界がある．

Faces Pain Scale（FPS）

言葉で痛みを表現する代わりに人間の表情で示したもので，痛みのない顔から，非常に痛みが強い顔まで数段階で痛みの状態を示す方法であり，小児で頻用される

〔Whaley L. et al. Nursing Care of Infants and Children. 3rd ed. ST. Louls Mosby. 1987〕

7-1 痛みの評価スケール（足立ほか，2010[1]）をもとに作成）

3）問診事項

（1）主訴

　患者が現在困っている問題，つらい症状や事項を聴き，患者自身の言葉で記録する．顎関節症では，複数の症状を訴える場合も多いので，順番をつける必要がある．

（2）現病歴

　現病歴とは，主訴に対する経過を記録することである．症状が複数ある場合は，それぞれの症状別に聴取する．患者の主訴に関する自覚症状の特徴および経過をいう．現病歴で聴取する事柄には，以下のようなものがある．

- いつから（発症日時）どのように（発症様式）発症したのか
- どのような症状が，どの部位に，どの程度，どのような経過で起きたか
- その症状を増悪させる因子（増悪因子），軽快させる因子（寛解因子）は何か
- 主訴の随伴症状は何か
- その症状について他の医療機関に受診したか．あるとすればどのような診断，治療を受けたのか（受療行動）
- 以前に同様の症状を経験したことがあるか

　クリックやロックの既往については，関節円板転位の診断において重要であるため，丁寧に聴取する．また，症状が発現する時間帯や誘因を聴取することで，関連要因が推測できる．

（3）既往歴

　既往歴とは，患者の出生時から現在までの健康状態および病歴をいう．これに含まれるものとしては，出産時の状況，出生後の発育状態，予防接種の有無，アレルギーの有無，輸血歴，既往の疾患（既往症）などがある．

　既往の疾患や治療中の疾患が主訴と関連していることがあるので，病名や治療内容，経過について必要な範囲で聴く．また，常用薬をお薬手帳で確認し，内服の期間，種類，副作用について評価する．とくに，全身的関節疾患（関節リウマチ，多発性関節炎，膠原病など），甲状腺機能低下症の既往がある場合は，筋痛や関節痛を生じやすいため，把握する必要がある．また，顎顔面部の外傷や骨折経験の有無を確認する．精神疾患の既往も顎関節症には重要である．患者は精神科や心療内科を受診していても，問診票に記録しないことがある．これを医療面接時に確認するためにも，ラポールの形成が不可欠である．

（4）家族歴

　家族歴は，患者の家族および近親者の健康状態である．近年，多くの疾患に遺伝が関連することが明らかとなっており，家族歴はこのような疾患と，現在の主訴との関連を考えるうえで重要である．

（5）生活歴

　顎関節症では食事やストレスについて詳しく聴取する．食事では偏咀嚼の有無，硬固物をよく食べるか，チューインガムの嗜好があるか聴く．また，ストレスは患者の症状の発症・憎悪に大きな影響を与えている場合があるため，ストレスの曝露を聞く．スト

レスの要因としては，近親者の死亡や転居，離婚などの大きな出来事や，家族や職場の人間関係など日常生活の困難な問題などがあげられる．

また，生活習慣としては頬杖をつく，猫背，声楽やうつ伏せ寝などの有無を聴取する．デスクワーク作業の長さ，力仕事などによる顎への負担の多さが顎関節症の発症，悪化の要因となりうるので，現在の職業を確認することも必要である．

インフォームド・コンセント

医師が患者に対して，治療を開始する前にこれから始める治療内容・予後などについて「なぜこの治療が必要なのか」「どのくらいの期間がかかるのか」「この治療をすることによる効果はどういったものか」「治療にかかる費用」等を，わかりやすく説明をし，そのうえで患者から同意を得ること，すなわち「説明」「理解」「合意」を実践することがインフォームド・コンセントである．

患者が医師から治療法などを「十分に知らされたうえで同意」することであり，医師側が患者の権利を無視して自分たちの都合だけで医療を行うことのないようにと，欧米では1960年代に確立した概念である．日本では，1990年に日本医師会生命倫理懇談会が「説明と同意についての報告」を出してから一般的に知られるようになった．

欧米では，インフォームド・コンセントの内容は，病気の説明と各種の治療法，治る確率や治療の問題点，危険性などに及び，効果の確立していない実験的治療や臨床試験薬を使う場合にはとくに不可欠であるとされる．何も治療をしない場合や他の病院での治療法とも比較して，患者に理解できる平易なことばで説明することになっている．

精神症状があれば，その問題を取り上げて専門医に解決してもらうことを提案する．このとき，患者が見捨てられた感情をもたないように注意し，精神科や心療内科では慢性疼痛や違和感などの身体症状も扱っていることを説明する．

1) 足立誠司ほか．痛みの包括的評価．がん疼痛の薬物療法に関するガイドライン．日本緩和医療学会，2010．
2) Keel KD. The pain chart. Lancet. 1948；2：6.

- 医療面接は親身にコミュニケーションをとることが重要で，そのコミュニケーションが患者・家族を癒す効果がある（支持的精神療法）．
- 顎関節症は多因子疾患であり，各種要因のなか生活習慣に関わる要因や心身医学的要因を注意深く聴取することが，発症要因を特定することにつながる．
- インフォームド・コンセントとは，医師が患者に対して，治療を開始する前にこれから始める治療内容，予後等の「説明」「理解」「合意」を得ることである．

痛み，慢性痛，関連痛

　運動器疾患の痛みを診察・診断し治療する場合，運動器の痛みの特徴や特性を理解することが重要である．顎関節を含めた運動器は，一般的に動かしていることで機能の維持を図る．したがって，痛いからといって安静にしていれば改善するといった"急性痛"的な考え方は，むしろ症状の増悪因子となり，運動器の廃用萎縮や神経機能の異常を惹起することが知られている．また，口腔領域の疼痛は，解剖学的・神経学的・生理学的要素が複雑に絡み合っているため，歯原性疼痛かはたまた非歯原性疼痛なのかの鑑別が重要である（119～121 ページ参照）．

　よって，咀嚼機能を含めた口腔機能の維持管理には，慢性痛の痛みの特性を理解し，運動療法やスプリント療法などの可逆的保存治療を適用していくことが必要と考えられる．また顎関節症の痛みは，しばしば痛みの部位とは異なる部位の病態が関連痛としてあらわれることがある．よって痛みの本体について理解することが必須となる．

　また，痛みの評価方法としては，痛みの評価スケールを用いると良い．痛みの評価スケールには，VAS 法，NRS 法，VRS 法，Face Scale がある（36 ページ参照）．

痛みの分類

1) 急性痛・慢性痛の分類

　急性痛は侵害受容性で，慢性痛とは相違し，痛み刺激の解除や損傷の修復により"痛み"は消失していく．侵害受容性疼痛には，侵害刺激（機械的刺激，熱による刺激，化学的刺激など）により生ずる一過性の"痛み"と，組織損傷などに続く炎症の併発による"痛み"がある（8-1）．

　これに対し，慢性痛は，日常生活に支障をきたす持続性の"痛み"であり，その定義として「急性疾患の通常の経過あるいは創傷の治癒に要する妥当な時間を越えて持続するもの」（神経治療学会）としている．この"痛み"自体が症状ではなく一つの疾患でもあり，侵害受容性疼痛，ニューロパシックペイン（神経障害性疼痛）またはそれらが混在した病態を有する．さらにそれらは，患者の心理的側面により増悪することがある．顎関節症の多くは慢性痛に属する．

2) 病態生理学的分類

　病態生理学的分類では，侵害受容性疼痛，ニューロパシックペイン，心因性疼痛，癌性疼痛に分類される．

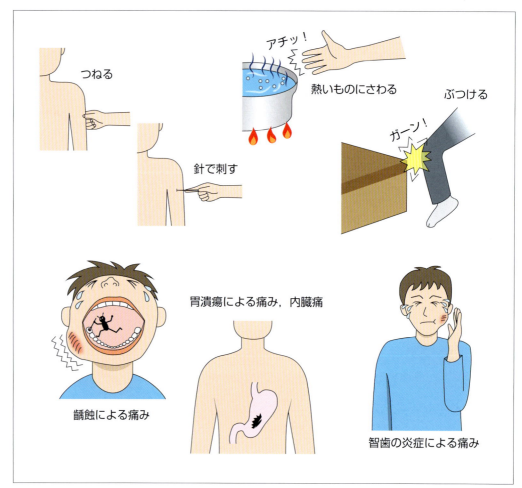

8-1 侵害受容性疼痛とは（田口，2011[1]）をもとに作成）

急性痛		慢性痛	
生理疼痛	組織損傷・炎症性疼痛	ニューロパシックペイン	心因性疼痛
侵害受容性疼痛			

8-2 病態生理学的分類と急性痛・慢性痛との関係

　すなわち，急性痛は侵害受容性疼痛であり，顎関節症における慢性痛は侵害受容性疼痛，ニューロパシックペイン，心因性疼痛を含むことを十分理解し対応していくことが重要である．病態生理学的分類と急性痛，慢性痛との関係は，8-2のごとくである．
（1）侵害受容性疼痛とは
　生理的疼痛と組織損傷・炎症性疼痛をさし，さらに体性痛と内臓痛に分けられる．

	末梢神経系	中枢神経系
間欠的または偶発的	三叉神経痛	
慢性	帯状疱疹後神経痛 糖尿病性ニューロパチー 神経損傷	脊髄損傷（慢性） 脳梗塞 多発性硬化症 パーキンソン病

8-3　ニューロパシックペインの原因

部位	痛みの要因	病態
関節包	付着部障害，微細外傷	顎関節痛障害
滑膜	滑膜炎	変形性顎関節症，顎関節痛障害
関節円板後部結合組織	関節円板転位など	関節円板障害，顎関節痛障害
咀嚼筋群および関連諸筋群	筋炎・トリガーポイントなど	咀嚼筋痛障害
下顎頭の変形	（変形に伴う滑膜炎や関節円板後部結合組織の刺激により，二次的に痛みをきたす）	変形性顎関節症，顎関節痛障害

8-4　顎関節周辺の痛みをきたす部位

（2）ニューロパシックペインとは

　神経障害性疼痛ともいわれ，神経系の一次的な損傷やその機能異常が原因もしくはそれにより惹起される疼痛のことをいう．

　その原因は多彩で，末梢神経系の障害と中枢神経系の障害の2つのものがある（8-3）．

（3）心因性疼痛とは

　基質的な病変が認められず，痛みの原因すべてが心理的要因により発症するもの，もしくは，痛みの原因として器質的病変は存在するが痛みの訴えの説明には不十分なものをいう．

3）関節痛について

　顎関節症と診断される患者のなかで，顎関節痛を訴える症例は多い．しかし一言で顎関節痛と言っても，その痛みが顎関節そのものから発する痛みなのかそれとも他の領域の異常が関連して起きる痛みなのかの鑑別が重要である．またその逆で，咀嚼筋など顎関節以外の痛みが，実は関節痛からの関連した疼痛であることもある．顎関節痛を理解するには，関節周辺の局所解剖を熟知することが必要である．そのなかで痛みをきたす部位として認識しなくてはいけないものに，8-4のものがあげられる．

　さらに，顎運動時に痛むのか安静時に痛むのか，圧痛があるのか何もしなくても痛むのかにより，いずれも前者は顎関節症で，後者は顎関節炎と判断できる．

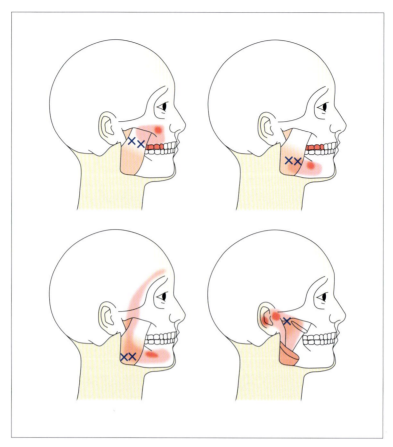

8-5 トリガーポイントからの関連痛（Travellほか，1999[2)]をもとに作成）
咬筋からのトリガーポイント．青の×はトリガーポイントの位置を示す．
赤の部位は原発性の痛みの領域を示す．濃い赤の領域は二次的な関連帯を
示す．その他の筋群については73ページ参照

（1）顎関節自身の痛みか関連痛か

　顎関節自身の痛みの特徴は，顎運動と関連する痛みであること，痛みの部位が同定できることである．すなわち，咀嚼筋群・関連筋群の痛み（咀嚼筋痛障害），外側靱帯の微細外傷（顎関節痛障害），関節円板前方転位に伴う痛み（関節円板障害），変形性顎関節症による顎関節の痛み（変形性顎関節症）があげられる．

　一方，関連痛による顎関節の痛みは，トリガーポイントからの関連痛の場合が多く，顎関節部あたりの鈍痛として感じることが多い（咀嚼筋痛障害）．そして，トリガーポイントへの治療により顎関節の痛みは消失するのが特徴である（**8-5**）．

（2）関節包の痛みか関節付着部障害による痛みか

　関節包の痛みは，顎関節部直上の圧痛もしくは噛みしめ時痛（微細外傷－慢性疼痛）として診断可能であるが，付着部障害（エンテソパシー）の存在も認識する必要がある．

　硬固物咀嚼や噛み損ないなど顎の捻挫・微細外傷により生ずる慢性疼痛を付着部炎と

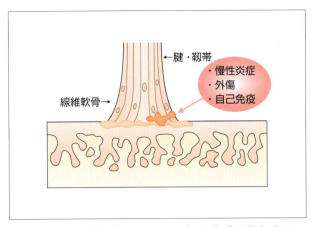

8-6　筋腱の付着部（エンテーシス）に生ずる炎症（田口，2011[1]）

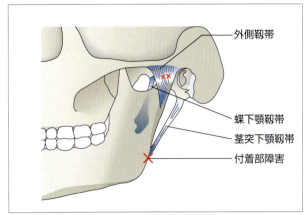

8-7　茎突下顎靱帯の付着部障害（微細外傷）
下顎角後縁部の圧痛を触知できる（田口，2011[1]）

いう．すなわち 8-6 のごとく，筋腱・靱帯の付着部（エンテーシス）に生ずる炎症で，顎関節領域では，夜間の噛みしめ・歯ぎしりなど持続性の微細損傷の反復が症状を長引かせる要因となることがある．

顎関節症と鑑別が必要な疾患のなかで，関節リウマチ（RA）は忘れてはいけない疾患であり，関節リウマチ患者の 76％ に顎関節症状の存在があるとの報告[3]がある．関節リウマチ発症時の関節骨の吸収像は，エンテーシス領域の吸収像であることが多いという．

また，下顎角部後縁の圧痛として診断できるものに，茎突下顎靱帯の付着部障害（微細外傷）が存在する（顎関節痛障害，8-7）．

このように，顎関節症に伴う痛みと関連痛をしっかりと鑑別することが，正しい診断と治療につながる．

1) 田口　望．これで解決　顎関節症はこうして治す　すぐできる診断法と治療の実際．永末書店，2011．
2) Simons DG, et al. Travell & Simons' myofascial pain and dysfunction：the trigger point manual. Upper half of body（Vol 1）. 2nd ed. Williams & Wilkins, 1999.
3) 水谷英樹ほか．慢性関節リウマチと顎関節．その病変の推移と X 線所見．日口外誌．1985；31：2421．

- 痛みの病態生理学的分類では，侵害受容性疼痛，ニューロパシックペイン，心因性疼痛，癌性疼痛に分類される．
- 顎関節症の疼痛のほとんどが慢性痛であり，侵害受容性疼痛，ニューロパシックペイン，心因性疼痛を含むことを理解する．
- 顎関節痛障害では，顎関節自身の痛みか関連痛か，関節包の痛みか関節付着部障害による痛みかを鑑別することが重要で，治療法も異なることを理解する．
- 痛みの評価は，各種評価スケールを用いると良い（VAS など）．

パラファンクション

　咀嚼や嚥下，発音するときの口の動きが機能的な動作であるのに対して，歯ぎしり（グラインディング），噛みしめ（クレンチング），弄舌癖，頬内面を吸ったり噛んだりするような機能的でない口の動作を，パラファンクションという．すなわち，パラファンクションとは口腔悪習癖（弄舌癖，偏咀嚼など），歯ぎしりやくいしばりなどのブラキシズムや口唇，頬粘膜を噛む癖などの関節や筋の非生理的な運動の総称である．

　パラファンクションは歯の摩耗あるいは補綴物の破損，さらに歯周組織の破壊など，好ましくない結果を引き起こすといわれている．その原因，発生機序について，十分に解明されていないのが現状である．最近，顎機能異常や口腔顔面痛の寄与因子のなかでもとくに重要視されている．またこれらは，顎関節症の発症誘因の一つと考えられている．

　パラファンクションの顎・口腔系への影響には，**9-1** のものがあげられる．

　それらパラファンクションにより，顎関節症の発症や咬合の崩壊をきたす例があり，その対処法は永遠のテーマである．過去にはパラファンクションと言えば原因不明で，治療はスプリント，マウスピースをつける以外，選択肢が少なかった．しかし，パラファンクションに関するさまざまなことが解明されてきた現在では，各分野の治療法（スプリント療法，認知行動療法，TCH 是正，偏咀嚼の是正など）を組み合わせることにより，パラファンクションのコントロールが可能となりつつある．

　睡眠時ブラキシズムでは，ノンレム睡眠からレム睡眠への移行期（ノンレム睡眠のス

- ・顎関節への過負荷
- ・歯の摩耗
- ・アブフラクション（楔状欠損）
- ・歯冠・歯根の破折
- ・歯冠修復物の破損
- ・知覚過敏
- ・歯周病の進行（歯牙支持組織の損傷）
- ・咬合性外傷（咬合痛）
- ・インプラント上部構造の破損・本体の動揺

9-1 パラファンクションの顎・口腔系への影響

テージ2・ステージ1）により多く行われるという報告[1]がある．ブラキシズムの種類には，9-2のごとくである．

友成[2]は，胃食道酸逆流症例で胸やけなどの自覚症状を有する者では，食道に粘膜損傷を認めない非びらん性胃食道逆流症（NERD）が6～7割を占めていることが報告されており，NERD症例のような食道感受性の亢進は，少量の逆流により睡眠時ブラキシズムを惹起させると報告している．

また中村ら[3]は，下顎隆起が咬合力，咬合接触面積およびパラファンクションとの関連性について，下顎隆起の有無と最大咬合力との間には統計学的有意差が認められ，くいしばりおよび硬性食品嗜好と下顎隆起との間に統計学的有意差が認められたと報告している．

このように，パラファンクションのなかでも夜間のブラキシズムによる顎・口腔系への悪影響を回避する手立てが重要である．夜間就寝時には，TCHの是正や，認知行動療法などでは対応できず，スプリント療法が，顎関節への負荷の軽減，歯・歯周組織・補綴物などへの負荷の軽減，およびそれらの保護につながる．

- グラインディング
- クレンチング
- タッピング

9-2 ブラキシズムの種類（動作・形態による分類）

---

1) 加藤隆史ほか．睡眠時ブラキシズムの病態生理からみたスプリントの臨床的役割．歯界展望．2016；127：1178．
2) 友成 博．食道粘膜の感受性が顎口腔系のパラファンクションに与える影響の解明．科研費研究成果報告．2014．
3) 中村恵子ほか．下顎隆起と咬合力，咬合接触面積およびパラファンクションとの関連性について．九州歯会誌．2007；61(23)：77．

- パラファンクションは，咀嚼・嚥下・発音といった機能的動作ではなく，歯ぎしり・噛みしめ・弄舌癖などの機能的ではない口の動作を総称していう．
- パラファンクションにより，顎関節症の発症，咬合の崩壊につながることがある．
- パラファンクションは治療するのではなく，各種保存的治療法（スプリント療法，運動療法，認知行動療法など）を組み合わせ意識させることにより，コントロールするという考え方をもつ．

筋触診

　顎関節症での各種病態のうち，咀嚼筋痛障害の診査・診断には筋触診が必須である．触診対象部位としては，咀嚼筋群のうち咬筋・側頭筋が中心となり，一部口腔内より内側翼突筋，その他，胸鎖乳突筋，顎二腹筋後腹，僧帽筋などが対象となる．

　教科書的には，外側翼突筋の触診法などが記載されていることもあるが，実際の臨床で外側翼突筋の触診が可能な患者に遭遇することは皆無に等しいという実感をもっている．それは，臼後結節の奥へ指を挿入すること自体困難であると同時に，入ったとしてもそこを圧すればほとんどの人が痛みを感じ，また外側翼突筋の触診を実感することはない．

適切な筋触診の重要性

　咀嚼筋痛障害は，自発痛より「機能時の疼痛」が主徴候となる．そして咀嚼筋や顎関節への負荷が，疼痛の増悪因子となるのが特徴で，咀嚼筋および顎関節の疼痛の有無の評価に加えて疼痛があるかどうかをチェックすることが重要である．疼痛誘発試験の触診を行い，患者自身の「いつもの痛み」が再現できるかどうか確認する．

　また，口腔顔面領域の疼痛には，非歯原性歯痛と歯原性歯痛が存在し，咀嚼筋の筋・筋膜トリガーポイントがしばしば歯の痛みとして感じることがある（72〜78ページ参照）．すなわち，非歯原性歯痛なのか歯原性歯痛なのかの鑑別が重要である．筋触診は，歯痛の診断においても欠くことのできない検査である．

DC/TMDに準拠した咀嚼筋触診

　従来，日本顎関節学会の症型分類とAAOP（米国口腔顔面痛学会）のTMJ分類とIADR（国際歯科研究学会）のRDC/TMD（International RDC/TMD Consortium network）の分類とはそれぞれ異なった分類で，臨床研究の発展に支障となっていた．2013年にIADRとIASP（国際疼痛学会）により公表されたDiagnostic Criteria for Temporomandibular Disorders（DC/TMD）により，触診する筋および部位，触診圧等が明確に規定された[1]．わが国において整合性を図るため，日本顎関節学会が顎関節症の病態分類を示した．少なくとも，欧米では統一された分類で議論されていくこととなる．

　標準的な触診の部位としては，顎関節の下顎頭外側部，下顎頭周囲および咬筋，側頭筋などで，口腔外から加圧できる咀嚼筋を対象とする．なお触診のプロトコールには追

加部位として，顎二腹筋後腹，内側翼突筋，外側翼突筋，および側頭筋腱が含まれる．しかし再現性や信頼性の問題が解決していないため，これらの部位の結果はDC/TMDの診断には用いられないことになっている．

触診の実際

1）ポジション

患者は，チェアに45°のリラックスした姿勢がベストで，頭部は按頭台にしっかりと安定させる（10-1）．

術者は，12時の位置もしくは11～1時の間の位置，すなわち患者の頭部後方より触診する方法と，患者正面の6～8時の位置で触診する方法がある．術者の慣れた方法で，患者の病態をより正確に診査できるほうが良い（10-2）．

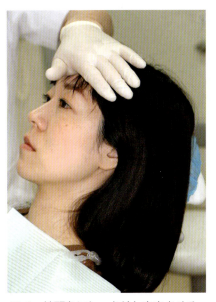

10-1 按頭台にしっかりと安定させる

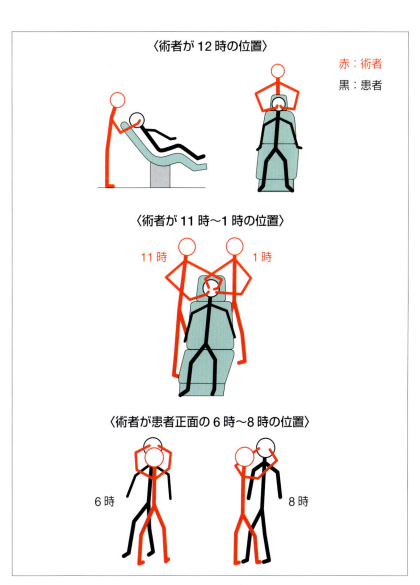

10-2 筋触診における術者と患者のポジション

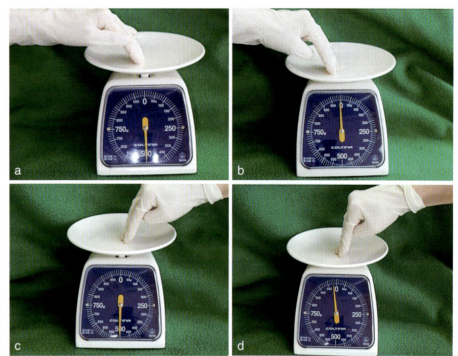

10-3 触診圧の標準化（料理秤を使用した簡便な訓練）
a：左手 500g の触診圧の感覚をつかむ．b：左手 1kg の触診圧の感覚をつかむ．c：右手 500g の触診圧の感覚をつかむ．d：右手 1kg の触診圧の感覚をつかむ

2）触診圧の強さ

　筋触診時の圧力に関しては，わが国では従来頭頸部領域は，約 1.5 ～ 2kg/cm² が一般的であった．しかし，新たな DC/TMD での基準では，咬筋，側頭筋，下顎頭周囲は 1kg/cm²，下顎頭外側部および追加の触診部位は 0.5kg/cm² に規定されている．加圧時間は，圧痛の検知のみを目的とする場合は 2 秒間で良いが，関連痛の有無を検出するためには 5 秒間加圧する必要がある．

　触診は片側ずつ行うことを原則とし，反対側を診察者の手で支えつつ手指にて当該部位を加圧する．その際，触診の直前に必ず圧力計等を用いて手指の加圧力の標準化を行う（10-3）．

　その実際は，術者本人が何度も訓練して感触をつかむこと以外には，方法はない．

1) 築山能大ほか．DC/TMD に準拠した咀嚼筋触診の実際．日顎誌．2015；27：97．

- 筋触診の対象となる筋は，咬筋・側頭筋・内側翼突筋（一部）・胸鎖乳突筋・僧帽筋などである．
- 筋・筋膜トリガーポイントの特徴を理解する．
- チェアに 45°のリラックスした姿勢で，頭部はしっかり固定する．
- 術者は患者の頭部後方 11 ～ 1 時の位置，もしくは患者正面 6 ～ 8 時の位置で触診する．
- 触診圧は，咬筋，側頭筋，下顎頭周囲は 1kg/cm²，下顎頭外側部および追加の触診部位は 0.5kg/cm² に規定．
- 加圧時間は，圧痛の検知のみを目的とする場合は 2 秒間で，関連痛の有無を検出するには 5 秒間加圧する．

顎関節症の病態分類

　日本顎関節学会では，顎関節症の病態分類について2013年に新しく改訂し，公表した（11-1）．公表にあたって日本顎関節学会雑誌26巻2号では，1980年代からの米国およびわが国での変遷について述べている[1]．

　1983年に米国歯科医師会主催のPresident's Conference内にてTMDの症型分類が発表された．その分類は，顎関節疾患の分類に近く，わが国の顎関節症の概念とは異にしていた．わが国においては，1986年に顎関節研究会（1988年に日本顎関節学会へと名称変更）によって「顎関節疾患および顎関節症分類」が提示された．その後1996年に「顎関節疾患および顎関節症の分類（改訂案）」が，また1996年に設置された「顎関節症診断法検討委員会」により，1998年に「顎関節症における各症型の診断基準」が発行された．2001年には再度症型分類の改訂がなされた「顎関節症診療に関するガイドライン」が発行され，広く普及していった．

- 咀嚼筋痛障害（Ⅰ型）myalgia of the masticatory muscle
- 顎関節痛障害（Ⅱ型）arthralgia of the temporomandibular joint
- 顎関節円板障害（Ⅲ型）disc derangement of the temporomandibular joint
    a. 復位性　　with reduction
    b. 非復位性　without reduction
- 変形性顎関節症（Ⅳ型）osteoarthrosis/osteoarthritis of the temporomandibular joint

註1：重複診断を承認する
註2：顎関節円板障害の大部分は，関節円板の前方転位，前内方転位あるいは前外方転位であるが，内方転位，外方転位，後方転位，開口時の関節円板後方転位等を含む
註3：間欠ロックの基本的な病態は復位性関節円板前方転位であることから，復位性顎関節円板障害に含める

- → 従来のⅤ型が撤廃された．
- → 顎関節症の細病態を数字の分類で呼ぶことから，直接病態名を呼ぶことが通例となるようになった．そのため，ナンバリングが後にカッコ付けで表記されるようになった．
- → 従来重複診断を承認しなかったため，系統的除外診断法（Ⅳ型→Ⅲ型→Ⅰ型→Ⅱ型→Ⅴ型）を行い，一患者一診断とすることが原則であった．しかし，重複診断を承認するするため，左右おのおのの関節に生じている病態をリストアップし，診断とするように変更がなされた．
- → AxisⅡ（psychological condition）を考慮することが当然必要であるが，現時点では患者の心理的，精神的な病的状態の有無を捉える標準的スクリーニング法や診断法が存在しないため，記載を見送った．しかしながら，心理的，精神的評価はすべての顎関節患者に行うことは肝要である．

11-1　日本顎関節学会新病態分類（2013）

わが国での TMD に関する認識が深まっているなか，米国では TMD の病因，診察・検査，診断，治療法のいずれをとっても不明な点や検証すべき点が多く残されていたことから，ワシントン大学の Samuel F. Dworkin らが中心となり，国立歯科学研究所（NIDCR）のサポートを受け，研究で得たデータを研究者間で比較・検討させることを目的としてスタンダードとなる問診票，臨床的診察・検査法，および各症型の診断基準を含む Reserch Diagnostic Criteria for Temporomandibular Disorders（RDC/TMD）を作成し，1992 年公表した．

RDC/TMD の特徴として，標準となる問診票，臨床的診察・検査法，および各症型の診断基準が定められているほかに，生物心理社会学的モデル（biopsychosocial model）に基づいて作成されていることと，2 軸診断システムを採用していることがあげられる．具体的には Axis I で身体的評価を，Axis II で心理状態と疼痛関連の disability の評価を行うというものである．この RDC/TMD が検討と修正を行われ，2013 年に信頼性と妥当性が証明された Diagnostic Criteria for Temporomandibular Disorders（DC/TMD）が公表されるにいたった．

RDC/TMD から DC/TMD への変遷を受けて，わが国においても DC/TMD に可及的に整合性をもたせるべく，2011 年に「学会症型分類と RDC/TMD 分類の検証委員会」が設置され検討と修正が行われた．その結果，「顎関節症の概念（2013 年）」「顎関節症と鑑別を要する疾患あるいは障害（2014 年）」「顎関節・咀嚼筋の疾患あるいは障害（2014 年）」「顎関節症の病態分類（2013 年）」（11-1）へと改訂が行われることとなった．

1) 小林 馨ほか．「顎関節症の概念（2013 年）」「顎関節症と鑑別を要する疾患あるいは障害（2014 年）」「顎関節・咀嚼筋の疾患あるいは障害（2014 年）」および「顎関節症の病態分類（2013 年）」の公表にあたって．日顎誌，2014；26：120．

- わが国では，1986 年に顎関節研究会（1988 年に日本顎関節学会に名称変更）により「顎関節疾患および顎関節症分類」が出され，その後 3 回にわたり改訂された．
- 欧米では，RDC/TMD（1992 年）から DC/TMD（2013 年）とその分類も変革され，わが国においても DC/TMD に可及的に整合性をもたせるべく顎関節症病態分類へと改訂された．

関節（雑）音（クリック, クレピタス）

　関節（雑）音の発生機序は，主に顎運動時に関節円板の位置的異常と下顎頭との相互関係により発生する．音の性状により，クリックという「カクカク」「コクコク」「カクン」「コクン」という弾発音と，クレピタスという「ガリガリ」「ザリザリ」という捻髪音・摩擦音とに分類される．

　その他の発生機序として，エミネンスクリックという関節結節と関節円板と下顎頭との間で顎運動の一定時期に発生する関節（雑）音も存在する．その他，顎関節構成体の形態異常や滑液性が疑われる原因のよくわからない関節（雑）音がある．

　筆者は **12-1** のごとく分類している．

関節（雑）音の診査

　両側の耳前部を手指にて触診し，以下のことを確認する．その触診法は，示指・中指・薬指の3本の指を耳前部の顎関節部にあて，ゆっくりと開閉口を指示し，その指先にクリックもしくはクレピタスを触知できるかどうか診査を行う（**12-2**）．

1）可触性か可聴性

　可触性…触診して感じる音

　可聴性…触診にても感じると同時に，術者の耳にも聞こえる音

---

1) 復位性関節円板障害（前方転位例）に伴う関節（雑）音（クリック）
　・開口初期クリック例
　・開口中期クリック例
　・開口晩期クリック例
　・相反性クリック例
2) 復位性関節円板障害（後方転位例）に伴う関節（雑）音（クリック）
3) 非復位性関節円板障害（陳旧性例）に伴う関節（雑）音（クリックなし，もしくはクレピタス）
4) 関節結節性の関節（雑）音（エミネンスクリック）
5) 変形性顎関節症に伴う関節（雑）音（クレピタス）
6) その他の関節（雑）音（滑液性，顎関節構成体の形態異常）

12-1　筆者による関節（雑）音の分類

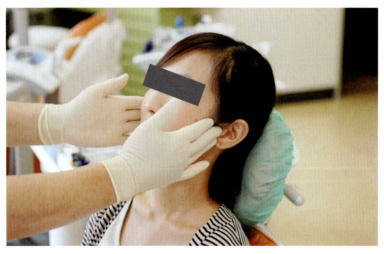

12-2　顎関節部触診法
示指・中指・薬指の3本の指で耳前部の顎関節相当部にあて，ゆっくりと開閉口を指示し，クリックもしくはクレピタスを触知できるかどうか診査する

2）発生時の状態

　関節（雑）音のクリックの発生時期の違いは，関節円板のわずかな前方転位の多くは開口初期にクリックを伴い，次第に開口中期（20〜30mm）にクリックを認め，長期経過例や関節包の弛緩，内側極・外側極の伸展が存在するものでは，開口晩期（開口終末）にクリックを認める．関節円板の転位の形式・関節円板の変形・時間の経過等により，関節（雑）音は千差万別であり，おのずとその治療法も異なる[1]（**12-3**，64ページ以降の各種治療法を参照）．

3）クリック・クリッキング，またはクレピタス

クリック…単発性の弾撥音「カク」「カクン」「コク」「コクン」など
クリッキング…連続性の弾撥音「カクカク」「コクコク」など
　クリック・クリッキングは主に関節円板前方転位例で，開口時は下顎頭の上に関節円板が復位するときに生じる音，閉口時は再転位するときに生じる音，開口時および閉口時の両方にクリッキングを生ずるものを相反性クリックともいう（**12-4**）．しかし，開口時は認識できるが閉口時には認識できないものも多い．
クレピタス…捻髪音・摩擦音「ガリガリ」「ザリザリ」など
　クレピタスは，関節面の骨関節炎，関節円板の穿孔や変形性関節症と関連する音の場合が多い．

　日本人の30〜40％は関節（雑）音を有すると言われており，気にならない関節（雑）音は経過観察で良いと言われている．それではどのようなときに要注意なのであろうか．まず第一に，ひっかかり感の強いクリック例，痛みを伴う関節（雑）音例，その他の運動障害・顎運動異常を有する例は要治療となる．そのため，各種検査・診断の後，運動

	運動療法	スプリント療法
開口初期に関節（雑）音のあるもの	ストレッチ療法 自己牽引療法	スタビライゼイション
開口中期に関節（雑）音のあるもの	ストレッチ療法 自己牽引療法	リポジショニング
開口晩期に関節（雑）音のあるもの	ストレッチ療法 自己牽引療法	スタビライゼイション 改良型ピボット
閉口時に関節（雑）音のあるもの	ストレッチ療法	スタビライゼイション
開閉口両方に関節（雑）音のあるもの （相反性クリック）	自己牽引療法 ストレッチ療法	スタビライゼイション リポジショニング

12-3 関節（雑）音と治療法

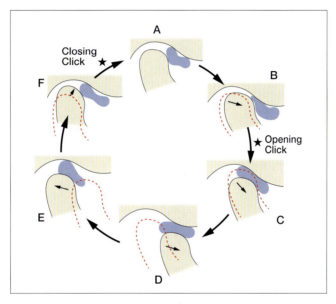

12-4 相反性クリック

療法・スプリント療法・簡易心理療法などを中心とした保存的治療法にて症状の改善を図る．しかし，決して関節（雑）音を消すことを目標とはしていないこと，また日常生活で支障のない範囲を目標としていることをインフォームド・コンセントすることが，きわめて重要である．

1) 田口　望．顎関節症はこうして治す－スプリント療法・運動療法入門－．永末書店，2007．

- 関節（雑）音の発生機序を理解する．
- 最も高頻度に発生する関節（雑）音は，関節円板の位置的形態的異常により顎運動時に発生するクリックである．
- 変形性顎関節症では，クレピタスというガリガリ・ザリザリといった関節（雑）音である．
- 治療対象として，世界共通認識として関節（雑）音を消すことを目的としない．すなわち，関節（雑）音は残存するも，適応変化を治療目標として，日常生活に支障のない状態へもっていくことである．

開口障害

　顎関節構成体に何らかの原因により一過性もしくは持続的な障害を受け，顎関節ないし下顎の運動制限をきたした状態をいう[1]．近年のDC/TMDでは切歯間最大開口域が40mm未満を開口障害という．欧米人の骨格と日本人の骨格の差もあり，わが国では以前から，切歯間最大開口域が35mm以下を開口障害といっているが，いまだ定説ではない．開口域（量）を計測する開口測定器を，**13-1** に示す．

　その病態は多彩で，それぞれの症状と障害部位を把握し的確な鑑別診断を行うことが重要である．開口障害をきたす疾患を **13-2** に示す．

開口障害の種類

　開口障害は，その状態・程度により，軟性の開口障害，硬性の開口障害があり，その他その発生時期により，突発性の開口障害と呼ばれるものもある．

1）軟性の開口障害

　軟性の開口障害とは，強制開口を試みれば疼痛を伴うものの35mm程度以上の開口域を得ることができるものをいう．

　病態として，顎関節症においては，咀嚼筋痛障害，関節包靱帯障害，変形性顎関節症，陳旧性の非復位性関節円板障害があげられる．その他の疾患としては，炎症性のもの，神経性のものがあげられる．

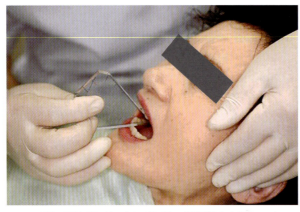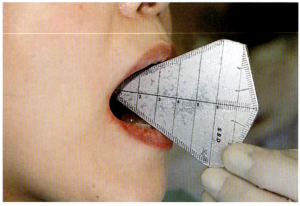

13-1　開口測定器（ケイセイ医科工業社製六角開口スケール）

> 炎症性のもの：智歯周囲炎，顎骨骨炎，関節リウマチ，側頭動脈炎など
> 関節性のもの：顎関節症（関節痛障害，関節円板障害，変形性顎関節症），顎関節強直症など
> 腫瘍性のもの：顎関節領域の腫瘍性疾患など
> 瘢痕性のもの：顎関節症領域の術後瘢痕，火傷など
> 筋性のもの　　：顎関節症（咀嚼筋痛障害），筋炎など
> 外傷性のもの：外傷性顎関節炎，関節突起骨折など
> 代謝性のもの：痛風など
> 神経性のもの：ジストニアなど
> 先天性のもの：奇形，発育異常など
> その他のもの：咀嚼筋腱腱膜過形成症，茎状突起過長症，破傷風など

13-2　開口障害をきたす疾患

2）硬性の開口障害

　硬性の開口障害とは，開口器などで強制開口を試みようとしても，ある一定以上は全く開口できない状態のものをいう．

　病態として，顎関節症では一部の急性の非復位性関節円板障害があり，その他の疾患として咀嚼筋腱腱膜過形成症，茎状突起過長症，顎関節領域の進行した腫瘍性疾患，顎関節強直症，破傷風などがあげられる．

3）突発性の開口障害

　顎関節症においては，急性の非復位性関節円板障害（急性のクローズドロック）があげられる．その他の疾患としては，関節突起骨折など外傷性のものがあげられる（急性のクローズドロックに対して，陳旧性のクローズドロックとよばれる病態がある）．

顎関節症における開口障害への治療法

　基本的には，関節可動域の増大・改善を図るべく，運動療法を主体として夜間にはスプリント療法を行い治療にあたる（それぞれの実際・詳細は 64 ページ以降を参照）．

1）開口障害を伴う咀嚼筋痛障害

　運動療法…ストレッチ療法，マッサージ療法，自己牽引療法
　理学療法…高出力コールドレーザー（ルミックスⅡ，**13-3**）[2,3]
　スプリント療法…スタビライゼイションスプリント

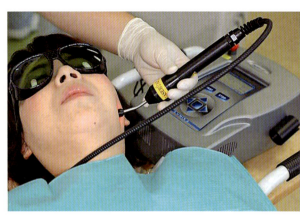 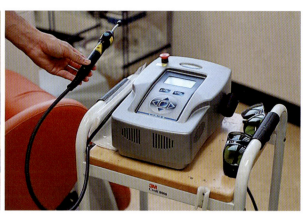

13-3 高出力コールドレーザー（ルミックスⅡ）

2）非復位性関節円板障害

運動療法…
　急性例：徒手的関節円板整位術（68〜71ページ参照），自己牽引療法（92〜94ページ参照，マニピュレーション，パンピングマニピュレーション）
　陳旧例：狭義の顎関節可動化療法，自己牽引療法

スプリント療法…
　ロック解除例：リポジショニングスプリント
　ロック非解除例，陳旧例：改良型ピボットスプリント

3）開口障害を伴う変形性顎関節症

運動療法…ストレッチ療法，自己牽引療法
薬物療法…NSAIDs（プロテオグリカンの生合成を妨げないもの）
スプリント療法…スタビライゼイションスプリント

1）日本顎関節学会編．新編　顎関節症．永末書店，2013．
2）田口　望．これで解決，顎関節症はこうして治す．すぐできる診断法と治療の実際．永末書店，2014．
3）顎関節症臨床医の会編．レーザーを用いた疼痛緩和と治癒の促進．医学情報社，2015．

Key Point
- 開口障害とは，何らかの原因により一過性もしくは持続的な障害を受け，顎関節ないしは下顎の運動制限をきたした状態をいう．
- 切歯間最大開口域について DC/TMD では，40mm 未満を開口障害としているが，欧米人の骨格と日本人の骨格の差もあり，そのまま当てはめるのは賛同できない．わが国では，従来通り 35mm 以下を開口障害とするのが妥当と考える．
- 顎関節症のなかで開口障害を示すものは，非復位性関節円板障害・変形性顎関節症がある．

クローズドロック

　クローズドロックとは，関節円板が前方に転位したままとなり，前方に転位した関節円板が下顎頭の滑走運動時に元の位置に戻らない状態をさす（**14-1**）．病態を示す用語としては，非復位性関節円板前方転位で，診断名は非復位性関節円板障害（顎関節症Ⅲb）という．

　関節円板は前方に転位したままでであるため，関節円板は時間経過とともに形態変化を起こす．関節頭は，前方転位して変形した関節円板の後肥厚帯が障害となって前方滑走運動が妨げられるので，開口障害をきたし，クローズドロックと呼ばれる．この際，口が全く開かなくなるわけではなく，関節の運動である蝶番運動と滑走運動のうち，前方滑走運動だけが妨げられるので，上下の前歯の間は 10 〜 30mm 程度は開口可能である．また開口時下顎は患側に偏位する．

　急性例と陳旧例があり，急性のクローズドロックの場合は開口障害と開口時疼痛が顕著であることが多く，時間経過とともに陳旧例へと移行し（陳旧性クローズドロック），下顎頭が転位した関節円板を徐々に前方に押し出すことで再び開口距離が増大し，最終的に 3 〜 6 カ月経過にて 35mm 以上の開口距離を回復することが多い．

　しかし，関節円板転位が長期に及ぶと関節円板は変形し（**14-2**），線維性癒着や下顎頭の骨変形をきたすことがある．またそこに至るまでの間，患者自身は開口障害と開口

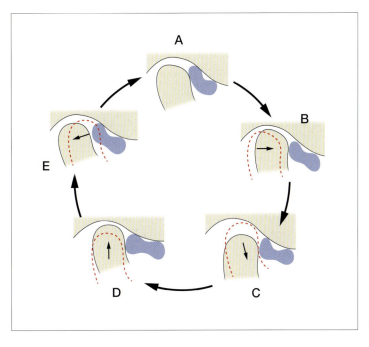

14-1 非復位性関節円板障害の図

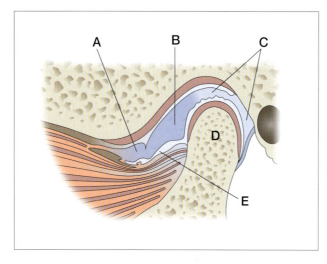

14-2 関節円板の変性図
クローズドロックが長期に及ぶと関節円板は変形し，線維性癒着や下顎頭の変形を引き起こす恐れがある（A：変形した関節円板前肥厚帯．B：変形した関節円板後肥厚帯．C：変性伸展した関節円板後部結合組織．D：下顎頭．E：下関節腔）

時疼痛のストレスにより医療機関を受診する．われわれ医療従事者は，患者の病悩期間をいかに短縮し早期に苦痛を改善するよう努めるかが，きわめて重要である．医療機関によっては，積極的な治療をせず自然経過に任せる指導を行っていることがあり，そういった不幸な患者はドクターショッピングに走ることがあるので，急性例ではマニピュレーションを含めた運動療法（関節可動化訓練－自己牽引療法）等により病態の改善を図るべきである．また，症例によっては開口障害の期間中に関節腔内の線維性癒着が進行し，関節鏡による手術が必要になる場合もあるので，早期に関節の可動化を図ることが重要である[1]．

臨床診断

クローズドロックの臨床的診断基準は，**14-3** に示すごとくである．
また，クローズドロック解除の臨床的診断基準は **14-4** のごとくである．

クローズドロックの治療法

1）急性のクローズドロック例の対応法

初診日にすぐ徒手的関節円板整位術（マニピュレーション）を試みる（68〜71ページ参照）．ロックが解除され関節円板が復位すると，典型的にはクリックの発現とともに一気に正常開口域まで回復し，ひっかかり感もなくスムースな顎運動が可能となる．ロックが解除された症例は，その場で即時重合レジンで簡易的にリポジショニングスプリントを製作する（100〜102ページ参照）．スプリントは24時間なるべく外さないように指示し，もしも再ロックしたならば翌日来院させ，再度マニピュレーションにてロック解除を試みる．そして，セルフケアとしての自己牽引療法（92〜94ページ参照）に

- 突発的な開口制限であること（急性例では原則として最大開口域 30mm 未満，慢性例では最大開口域 40mm 程度可能）
- 原則として発症直前までクリックの既往があること
- 自覚症状として患側顎関節に疼痛を伴った引っかかり感が存在すること
- X 線所見にて顎関節部に形態的異常が認められないこと
- 開口時患側に顎偏位すること

14-3　クローズドロックの臨床的診断基準

- マニピュレーションにて最大開口域 40mm 以上が得られたこと
- 患者自身，患側の顎関節に引っかかり感がなく開口可能なこと
- 原則として開口時顎偏位を認めないこと
- 原則として，アンロックされた直後に咬頭嵌合位にて咬合させると再ロックすること⇒再度マニピュレーション施行

14-4　クローズドロック解除の臨床的診断基準

て自力でロック解除の方法を教示する．その後は，スプリントは夜間のみの装着として，復位性円板前方転位と同様に治療する．

　徒手的関節円板整位術でロックを解除できない場合は，消炎目的で消炎鎮痛薬を 1～2 週間分処方し，スプリント用の印象をし，改良型ピボットスプリントを製作し装着する．1～2 週間後に来院してもらい，ロックが解除されていたら，前述の如くリポジショニングスプリントに変更していく．解除されなければ，関節可動化訓練としてのストレッチ療法とセルフケアとしての自己牽引療法を指示し，経過をみる．

2）慢性のクローズドロック例の対応法

　ロック期間が 3 カ月以上と長くなると，関節円板は癒着および変形が強くなり，まれにロック解除可能な症例も散見されるが，多くはロックの解除は不可能で，無理矢理下顎頭上に復位させようとしても，かえって機能障害を引き起こす可能性がある．

　このような陳旧症例では転位させたまま，関節可動化訓練（＋自己牽引療法）など運動療法により開口域を増大させ，さらにスプリント療法で夜間に関節円板後部結合組織への負荷を軽減し，関節円板後部結合組織の機能的関節面の形成（偽関節円板化）を図り，機能を回復させる．

1）顎関節症臨床医の会編．顎関節症運動療法ハンドブック．医歯薬出版，2014．

- クローズドロックは，非復位性関節円板障害で開口障害を示す顎関節症の一病態を示す．
- 関節円板が前方に転位したままとなり，下顎頭の前方滑走障害をきたした状態をいう．
- 急性と陳旧性のクローズドロックが存在する．
- クローズドロックは，その症状が開口障害・顎運動痛など激しいため，患者の病悩期間を短縮することが重要である．

変形性顎関節症の成り立ち

変形性顎関節症とは

　変形性顎関節症の始まりは，下顎頭表面を被う関節軟骨（6〜10ページ参照）が，すり減ったり変形したりして滑らかな動きができなくなり，顎運動障害を生じ，関節痛や滑膜炎をきたす疾患である．さらに，関節軟骨が障害されると，関節軟骨下骨にも障害が波及し，骨硬化，軟骨下骨のビラン，変形，骨棘形成などへと変形が進行していくこととなる．当然顎運動にもさまざまな障害を生じる．

　一般的に変形性関節症は，その原因によって，一次性と二次性の2つの関節症に分けられる．一次性変形性関節症は，関節にもともと既存障害や形態異常がなく，その原因

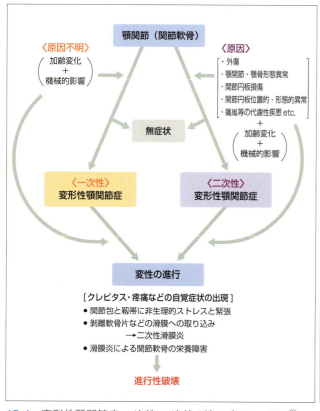

15-1　変形性顎関節症．一次性・二次性の違い（田口, 1998[2]）

15-2　変形性顎関節症病変の進展（岩田, 1989[1]）をもとに作成）

が不明なものをいうが，遺伝的素因，加齢変化に肥満などの要因が引き金となり発症するといわれている．一方，二次性のものは，痛風，外傷，解剖学的形態の異常など，その原因が明らかなものを指す（15-1，15-2）．一般的に膝関節では「一次性」が，股関節では「二次性」が多いといわれるが，顎関節においては「一次性」「二次性」ともに観察され，高齢者に比較的多くみられる．

変形性顎関節症の多くは，加齢変化により関節軟骨の強度が低下し，さまざまな環境や関節運動によって徐々に進行していくが，その変性を促進する因子として，加齢変化および以下のことがあげられる．

（1）過負荷の要因
関節の形態や顎骨の大きさなど解剖学的要因に何らかの過度な力学的負荷（臼歯部の欠損，ブラキシズムなど）がかかることにより，関節軟骨の変性が進行する．

（2）遺伝的な要因
変形性関節症になりやすい遺伝子をもっている（2008年7月，理化学研究所の骨関節疾患研究チームの池川志郎らが，膝の変形性関節症の原因遺伝子「DVWA」を発見）．

（3）動揺関節の要因
顎関節脱臼，外側靱帯の伸展や関節円板の内側極・外側極の伸展による関節の安定機構不全により，関節軟骨の変性が進行する．

（4）外傷による要因
オトガイ部の強打など想定外の外力が関節面にかかり，その外力により関節軟骨の物理的な損傷をきたすと，関節軟骨の変性が進行する．

（5）生化学的要因
ブラジキニン，プロスタグランディン，セロトニン，インターロイキンなどの生化学的発痛物質が，変性および疼痛に関する関節軟骨由来の因子として関与し，軟骨破壊によるタンパク分解酵素（サイトカイン）の産生による二次性滑膜炎を生じ，これらの物質が骨・軟骨の退行性病変と深く関わっている．

（6）骨内循環異常
変形性関節症が進行すると荷重のかかる関節軟骨表面の変性が進み，軟骨組織の摩耗・剥離が進行し骨硬化を起こし，骨内循環不全をきたす．

変形性顎関節症の診断

確定診断はX線検査により行う．通常はパノラマX線画像にて診断可能であるが，約10～20mm開口位で撮影（23ページ参照）することにより，下顎頭部のより鮮明な画像を得ることができる（15-3）．しかし，パノラマX線画像より得られる情報は二次元的なものであり，その所見より下顎頭の外側部，中央部なのか内側部なのかの三次元的な診断はできない．近年，歯科領域にもCBCTの普及により，パノラマX線にて異常が判明した折には，CBCTにより下顎頭のどの部位にどの程度の変形が生じているかの確認が可能となってきた（健保適応，15-4）．

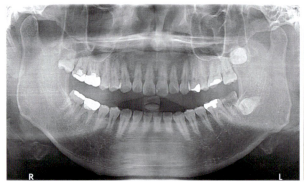 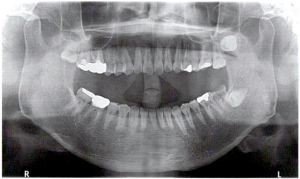

15-3 バイトブロック噛ませ，10〜20mm の開口位で撮影する

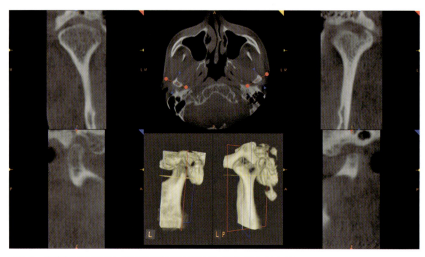

15-4 左側下顎頭部中央部に陥凹を伴う欠損像がみられる

変形性顎関節症の症状

　変形性顎関節症の初期には，あまり症状が出ないこともあるが，病期が進行することにより，さまざまな症状が生ずるようになる．

1）関節痛

　関節軟骨の損傷・関節軟骨下骨の変形が惹起されると，関節軟骨のかけらや起炎物質の発生等により，滑膜に炎症をきたし関節痛や浮腫などの症状を生じる．

　起炎物質のうち関節炎マーカーとして，髙橋[4]は，アラキドン酸代謝産物（プロスタグランディン E2，ロイコトリエン B4），サイトカイン（IL-1,6,8，TNF α など），タンパク分解酵素（プラスミノーゲンアクチベーターなど），ニューロペプチド（サブスタンス P など），フリーラジカルなどをあげている．

2）変形

変形の程度はX線所見により確認できるが，erosion，骨硬化，陥凹，骨棘形成などの所見が観察できる（24〜27ページ参照）．

3）顎運動異常と関節雑音

顎関節部の変形が進行するに従い，関節痛を伴った顎運動の狭小化がみられるようになる．初期は，無症状のことも多いが，徐々にキシキシ，ザリザリといったクレピタスという関節雑音と関節痛を伴う開口制限を生じるようになり，徐々に前方・側方運動の障害が観察される．クレピタスという関節雑音も千差万別であり，ガリガリ，ザリザリ，ギシギシなど症状の程度と雑音の程度についての相関性は，明らかになっていない．

4）筋力低下

関節痛，顎運動域の狭小化が原因で関節機能低下を生じ，咀嚼運動にも障害をきたすようになる．それが長期（数週間）に及ぶと咀嚼筋群をはじめとした顎口腔系の関連筋群にも筋力低下，機能不全を起こし，それが悪循環につながり，さらなる運動障害に発展する．

変形性顎関節症の治療

変形性顎関節症の治療には，運動療法，薬物療法，スプリント療法があげられるが，その基本的考え方は，顎関節部への負荷の軽減であり，TCHの改善，噛みしめの改善，夜間においてはスプリント療法により顎関節部への負荷の軽減が重要である．

機能障害が長期に及ぶことが筋力低下をきたしていることがあるので，積極的な運動療法が重要である（66〜67ページ参照）．また，すり減った義歯，不適切な低位のブリッジなど存在する場合には，まずは可逆的な運動療法，スプリント療法などで経過観察後，症状の改善が得られなければ，補綴処置へと移行する場合もある．具体的には，64ページ以降の各種治療法の項を参照されたい．

1) 岩田 久ほか．変形性関節症の発症メカニズム．歯界展望別冊／顎関節症の臨床．医歯薬出版，1989；73．
2) 田口 望．経過から学ぶ顎関節症の治療方針．歯界展望．1998；92(1)：101．
3) Iwata H, et al. Demineralized bone matrix and native bone morphogenetic protein in orthopaedic surgery. Clin Orthop Relat Res. 2002；(395)：99-109.
4) 髙橋 哲．顎関節症の生化学的研究の最前線．東北大歯誌．2001；20：59-84．

- 変形性顎関節症は関節軟骨の変性から始まり，その原因には一次性（その原因が不明なものをいうが，遺伝的素因，加齢や肥満などの要因）と二次性（関節リウマチ，痛風，外傷，解剖学的形態の異常など，その原因が明らかなもの）がある．
- 確定診断は，X線検査（パノラマ，CBCT）による．
- 臨床症状は，関節痛，顎運動痛，顎運動域の狭小化，関節（雑）音（クレピタス）がある．

運動療法

　顎関節は，咀嚼・嚥下・発音の中心的役割を果たし，人体構成運動器のなかで最も複雑な動きをする関節である．そして，顎関節を含め一般的な運動器は動かしていくことで機能の維持を図り，痛いからといってただ単に安静にしていれば改善するという「急性痛」の考え方は，むしろ症状の増悪因子になることを肝に銘ずる必要がある．

　たとえば，クローズドロック症例で関節痛が激しいためにただ自然経過をみるようなことは，運動器の廃用萎縮を招き，筋の萎縮のみならず神経機能異常を引き起こすこととなり，早期改善を図ることが困難となる場合がある．このような症例には，早期に運動療法を開始していくことが症状および機能の回復に重要である．よって，顎関節症の患者に対しては，その症状・画像検査などよりしっかりとした病態診断を行い，初期治療としてどのような保存治療が適応となるかを考え，患者一人ひとりに合った治療法を計画立案し適用していくことが，きわめて重要である．

　一言で運動療法とは，運動器疾患を扱う診療科はもとより，顎関節領域においても，可逆的保存治療法のなかで最も重要な治療法と言える．そして，外傷・腫瘍を伴わない関節疾患は，その多くがself-limitingな疾患であり，術者の行う運動療法は，関節痛・関節可動域の改善など即時効果があり，それら効果を持続・維持・管理するためにセルフケア（術者の指導により患者自身が行う運動療法）がある．それらを総括して運動療法と呼ぶ[1]．

　運動療法は患者にとって，経済的にもあらゆる面で負担は軽微であり，社会心理学的にも効果的であり，顎関節症に対する運動療法の種類は **16-1** のごとくである．

　顎関節症における治療ゴールの設定については，整形外科における他の運動器の治療ゴールと基本的原則は同じである．すなわち，決して痛みをゼロにすることではなく，日常生活に支障ない状態を目標とすることである．このことは各個人の日常生活動作（ADL）の評価や，生活の質（QOL）の改善・向上により，それぞれ異なってくる．このことは，われわれ術者の行う保存的治療だけで評価できるものではなく，患者自身が自己管理できるようにセルフケアをサポートし，各患者自身が満足できてはじめて治療ゴールと言える．よって，治療ゴールの設定は，患者一人ひとりの病態により具体的に治療法を決定し，きめ細かな患者指導にて対応していくことで決定される[2]．

> **プロフェッショナルケア（術者の行う運動療法）**
>
> 1) 顎関節可動化療法
>   ・徒手的関節円板整位術（狭義のマニピュレーション）
>   急性の非復位性関節円板障害に適応
>   ・狭義の顎関節可動化療法
>   陳旧性の非復位性関節円板障害に適応
> 2) 筋・筋膜トリガーポイントに対する徒手療法（マッサージ）
> 3) ストレッチ療法
>   ・顎関節腔のストレッチ
>   ・咀嚼筋群のストレッチ
>   ・顎関節関連筋群のストレッチ
>
> **セルフケア（術者の指導により患者自身の行う運動療法）**
>
> 1) 筋訓練療法（筋力増強訓練）
> 2) 開閉口運動療法
>   a. 顎関節可動化訓練
>   b. 関節円板整位訓練
>   c. 左右協調性可動化訓練
> 3) 自己牽引療法（ストレッチ運動）
> 4) マッサージ療法
>   咀嚼筋群・関連頸部筋群を対象

16-1 運動療法

病態別の運動療法の選択

　術者の行う運動療法をプロフェッショナルケアと呼び，その治療効果をより効果的とするために，患者自身の行う運動療法とケアをセルフケアと呼ぶ．その種類について示す．どのような病態に対し，どのプロフェッショナルケアとセルフケアを選択・組み合わせて適用すればいいのかは，**16-2 〜 16-4** を参照．

1) 顎関節症臨床医の会編．顎関節症運動療法ハンドブック．医歯薬出版，2014．
2) 田口　望．これで解決，顎関節症はこうして治す．すぐできる診断法と治療の実際．永末書店，2014．

病態		プロフェッショナルケア（術者の行う運動療法）	セルフケア（術者の指導により患者自身が行う運動療法）
咀嚼筋痛障害		筋・筋膜トリガーポイントに対する徒手療法 ストレッチ療法 ・咀嚼筋のストレッチ ・関連筋群のストレッチ	筋訓練療法 ・筋力増強訓練 自己牽引療法 ・咀嚼筋のストレッチ マッサージ
顎関節痛障害		ストレッチ療法 ・顎関節腔のストレッチ	自己牽引療法 ・顎関節腔のストレッチ
関節円板障害	a. 復位性	ストレッチ療法 ・顎関節腔のストレッチ	開閉口運動療法 ・関節円板整位訓練 ・左右協調性可動化訓練 自己牽引療法 ・顎関節腔のストレッチ
	b. 非復位性	顎関節可動化療法 【急性例】 徒手的関節円板整位術 【陳旧例】 関節可動化療法	自己牽引療法 ・自力で転位した関節円板の復位を図る 開閉口運動療法 ・顎関節可動化訓練 筋訓練法（症状発症数週間にて疼痛が激しいものでは，筋力低下・筋萎縮がみられる）
変形性顎関節症		ストレッチ療法 ・顎関節腔のストレッチ	自己牽引療法 ・顎関節腔のストレッチ 開閉口運動療法 ・顎関節可動化訓練

16-2 病態別運動療法の選択法

	術式	対象症例	力の強さ	方向	時間	回数
顎関節可動化療法	徒手的関節円板整位術（狭義のマニピュレーション）	非復位性関節円板障害（顎関節症Ⅲb型）－急性例	患者が我慢できる範囲で力強く	前下方へローテーション		
	狭義の顎関節可動化療法	非復位性関節円板障害－陳旧例				
ストレッチ療法	咀嚼筋のストレッチ	咀嚼筋痛障害（顎関節症Ⅰ型）	最大開口を4〜5mm増す程度	筋の走行方向	10秒間	5〜10回
	頸部筋のストレッチ			仰臥位・肩を押さえ頭を反対方向へ向ける	30秒間	3回
	顎関節腔のストレッチ	関節痛障害（顎関節症Ⅱ型）	最大開口を4〜5mm増す程度	下顎頭を前下方	10秒間	5〜10回
		関節円板障害－復位を伴うもの（顎関節症Ⅲa型）	疼痛がない範囲	前下方へローテーション	数秒間	10回程度
		変形性顎関節症（顎関節症Ⅳ型）	最大開口を4〜5mm増す程度	下顎頭を前下方	10秒間	5〜10回
筋・筋膜トリガーポイントに対する徒手療法		咀嚼筋痛障害（顎関節症Ⅰ型）	トリガーポイントマッサージ＆ストレッチ		10秒間	10回

16-3 運動療法別対象症例とその実際－プロフェッショナルケア（術者の行う運動療法）

術式		対象症例	力の強さ	方向	時間	回数/1日
筋訓練療法（筋力増強訓練）		咀嚼筋痛障害（顎関節症Ⅰ型），筋力低下のみられる関節円板障害・復位を伴わないもの（顎関節症Ⅲb型）および変形性顎関節症（顎関節症Ⅳ型）	開口筋・閉口筋群に最初は軽い負荷をかけ行う		5～10分間	1回，入浴時が効果的
自己牽引療法	咀嚼筋のストレッチ	咀嚼筋痛障害（顎関節症Ⅰ型）	痛みのない範囲で気持ち良くストレッチする力	筋の走行方向	10秒間	10回
	顎関節のストレッチ	関節痛障害（顎関節症Ⅱ型）	痛みのない範囲で気持ち良くストレッチする力	前傾姿勢で前下方		
		関節円板障害ー復位を伴うもの（顎関節症Ⅲa型）	痛みのない範囲で気持ち良くストレッチする力	前傾姿勢で前下方		
		関節円板障害ー復位を伴わないもの（顎関節症Ⅲb型）	自力でロック解除できるようストレッチ，できない場合は痛みのない範囲で気持ち良くストレッチする力	前傾姿勢で前下方		
		変形性顎関節症（顎関節症Ⅳ型）	痛みのない範囲で気持ち良くストレッチする力	前傾姿勢で前下方		
開閉口運動療法	顎関節可動化訓練	下顎頭の滑走運動障害のみられるもの（顎関節症Ⅲ型，Ⅳ型関連）	顎を左右に動かし，ゆっくりと筋力で開口，自力強制開口		5～10分間	毎日
	関節円板整位訓練	関節円板障害ー復位を伴うもの（顎関節症Ⅲa型）関節円板障害ー復位を伴わないものでロック解除可能なもの（顎関節症Ⅲb型）	開口によりクリックを発生させ，オンザディスクの状態で開閉口訓練を行う		5～10分間	入浴中もしくはリラックスタイム，毎日
	左右協調性可動化訓練	開閉口時開口軌跡が左右に乱れた動きをするもの（顎関節症Ⅲa型）	関節や筋の協調性を回復するために，手指にて補助しながら，まっすぐ開閉口運動できるようにする		最大開口で1～2分間維持し，それを4～5回繰り返す	朝・昼・夜・就寝前の4回毎日
マッサージ療法		咀嚼筋痛障害（顎関節症Ⅰ型）	咀嚼筋群や関連筋群の痛み（トリガーポイントなど）に対し，自らの手指にて痛みのない範囲で行う		3～5分程度	入浴時，毎日

16-4　運動療法別対象症例とその実際ーセルフケア（術者の指導により患者自身が行う運動療法）

- 運動療法は，運動器疾患を扱う診療科はもとより，顎関節症においても可逆的な保存治療法のなかで重要な位置を占める．
- 術者の行う運動療法は，関節痛の改善，関節可動域の増加など即時効果があり，その効果を持続・維持・管理するために術者の指導により患者自身の行う運動療法（セルフケア）がある．
- 運動器疾患の治療のゴールは，決して痛みなどの症状をなくすことではなく，日常生活に支障のない範囲を目標とする．
- 患者一人ひとりの病態により，各種運動療法より合目的な治療法を選択し適用していく．

顎関節可動化療法

　顎関節可動化療法は術者の行う運動療法で，何らかの原因で下顎頭の動きが悪い症例に対し，術者の手指を使い広義のマニピュレーションを行うものをいう．その種類には，徒手的関節円板整位術（狭義のマニピュレーション）と狭義の顎関節可動化療法がある．

徒手的関節円板整位術，パンピングマニピュレーション

1) 徒手的関節円板整位術とは

　Farrar により 1978 年に紹介され[1]，急性の非復位性関節円板障害（クローズドロック例）に適応される（**17-1**）．

　世界的な流れとして，非復位性関節円板障害の治療に対する考え方は，患者の抱える苦悩すなわち疼痛と機能障害の改善であるというコンセンサスが得られている．すなわち，非復位性関節円板障害症例に対しては，決して関節円板の整位を目標とするものではない．

　しかし，若年症例でロック期間が 1 カ月未満の症例では整位可能な症例があり，その予後は整位できた症例とロックのままの症例とで機能障害の程度に大きな差を生じる．よって，治すべきまたは治る可能性のある症例では，ロック解除に努力すべきである．一方，残る比較的多くの陳旧性の非復位性関節円板障害に対しては，機能障害の改善を目指し，狭義の顎関節可動化療法（後述）により対応する．

　非復位性関節円板障害の臨床症状の特徴的なものとして，急性例では突発的な開口障害（主に発症直前までクリックを自覚し，発症と同時にクリック音が消失する）である．近年，非復位性関節円板障害例の自然経過が時間経過とともに改善を認めることが知られているが，改善までに数カ月間を要し，不変悪化症例も存在することから，まずは早期に

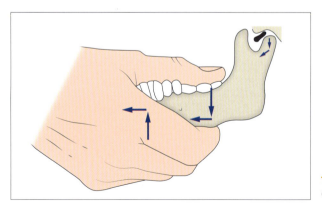

17-1 マニピュレーションテクニック
(Farrar, 1978[1])

疼痛および開口障害を改善させ，患者の病悩期間を短縮することが最も重要である．

　非復位性関節円板障害のうち，患側顎関節部の疼痛が著しい場合や，ロック解除できないときに1％リドカイン塩酸塩（アドレナリンなし）で関節腔内に注射し，関節パンピングにより除痛後，マニピュレーションを行うパンピングマニピュレーションという方法もある（健康保険適用）．

2）徒手的関節円板整位術の実際

　急性の非復位性関節円板障害例では左手手掌にて頭部をしっかりと固定すると同時に，第三指にて患側顎関節を触診する．右手第一指を大臼歯部に置き，残りの指で骨体部を把持して下顎をローテーションするように力を加え，下顎頭上に転位した関節円板の復位を図り，可及的に復位性関節円板障害を目指す．

　その際の力の程度等については，患者自身をリラックスさせたうえで，ゆっくり顎関節部を前下方へストレッチする方向へ"のばされているような"感覚を得るような力で行う．また，牽引する時間は1回につき10〜15秒程度とし，これを5〜6回繰り返す．顎関節を触診した左手第一指に"コクッ"という整復感覚が触知できれば関節円板が整位され，開口が可能となる．その場合，ただちにロールワッテなどを患側大臼歯部に置き，前方位にて約20分程度噛ませる．

　関節円板の整位が得られない場合にも，顎関節腔の拡大を図ることにより，開口量の増大・疼痛の軽減などを得ることができる（）．

3）パンピングマニピュレーション

　顎関節腔（上関節腔）穿刺手技とそれに伴う治療法であるパンピングマニピュレーション（顎関節腔麻酔による徒手的顎関節授動術）は瀬上らにより発表され[2]，非復位性関節円板障害に対する基本的な外科的治療の一つである．

　しかしながら，外科的な侵襲を伴い，なおかつ解剖学的な知識を習熟したうえで行う必要があるため，手技に対する具体的な説明は本書では割愛するが，感染には十分な注意が必要である．準備すべきものおよびその実際は 17-3 に示す．注射器はディスポーザブルが便利であるが，パンピング時のピストンの動きが悪いのが欠点である．

　ロック解除不可例へのその他の対応として，保存的治療法の改良型ピボットスプリント（103〜105ページ参照）がある．

顎関節可動化療法（狭義）

　復位性関節円板障害で引っかかりの強い症例，陳旧性非復位性関節円板障害症例，変形性顎関節症症例に対しては，下顎頭の動きに問題を生じ機能障害が存在する．この運動療法の実際は，徒手的関節円板整位術の方法に準じ，患側下顎頭を前下方へローテーションするように力を加え，関節可動域を改善させる．ただし，関節円板の復位を主目的とするものではない．

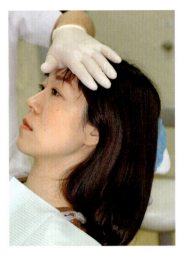

a：頭部を按頭台にしっかりと固定する（左側）

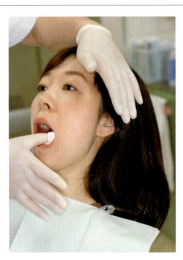

b：患側臼歯部に小折ガーゼを置く（左側）

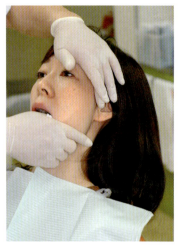

c：下顎をしっかりと把持する（左側）

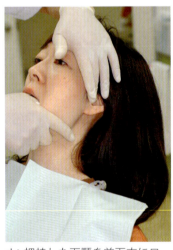

d：把持した下顎を前下方にローテーションするように引っ張る．関節腔が拡大され，転位した関節円板が戻りやすくなる（左側）

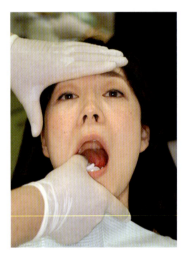

e：按頭台に頭部を固定し，患側臼歯部に小折ガーゼをあて，下顎をしっかりと把持する（右側）

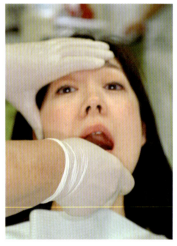

f：把持した下顎を前下方にローテーションするように引っ張る．関節腔が拡大され，転位した関節円板が戻りやすくなる（右側）

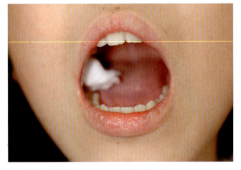

g：整復音を認めロック解除が可能となったら，患側最後臼歯部にガーゼを丸めておく

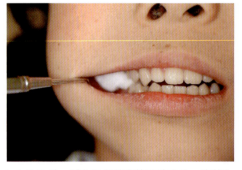

h：そのガーゼをやや前方位で噛ませ，復位した状態を 10〜20 分ほど維持する

17-2 徒手的関節円板整位術

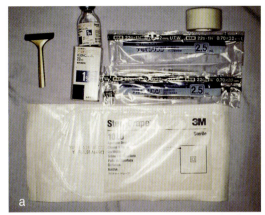
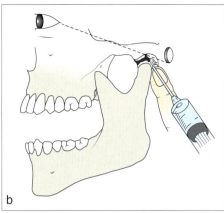
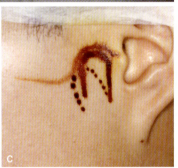
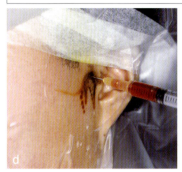

17-3 パンピングマニピュレーション
a：準備すべきもの．剃毛用カミソリ，1%リドカイン塩酸塩（アドレナリンなし），2.5ml ディスポーザブル注射器，穴あき滅菌ドレープ，テープ．b：上関節腔への関節腔内穿刺模式図．30mm 開口位で耳珠前縁 1cm を刺入点とする．c：剃毛・消毒後，上関節腔の確認．d：上関節腔への 1% リドカイン塩酸塩（アドレナリンなし）にて穿刺，パンピングの実際

1) Farrar WB. Characteristics of the condylar path in internal derangements of the TMJ. J Prosthet Dent. 1978；39(3)：319-323.
2) 瀬上夏樹ほか．顎関節内障クローズドロック症例に対するマニピュレーションならびにパンピングマニピュレーション療法の評価．日口外誌．1988；34：1123-1131.
3) 田口　望．これで解決，顎関節症はこうして治す　すぐできる診断法と治療の実際．永末書店，2011．

- 顎関節可動化療法は，クローズドロック等で下顎頭の動きが悪い症例に対し，術者の手指を使い広義のマニピュレーションにより機能障害の改善を図るものをいう．それには，徒手的関節円板整位術（狭義のマニピュレーション）と顎関節可動化療法（狭義）がある．
- 徒手的関節円板整位術（狭義のマニピュレーション）は，急性の非復位性関節円板障害（クローズドロック）に適応される．
- マニピュレーションにてロック解除できないときは，1%リドカイン塩酸塩（アドレナリンなし）にて顎関節腔内注射を行い，ロック解除に努めることもある，これをパンピングマニピュレーション（健保適応）という．
- パンピングマニピュレーション以外の方法として，改良型ピボットスプリントによるスプリント療法がある．
- 陳旧性非復位性関節円板障害，変形性顎関節症に対しては，顎関節可動化訓練にて機能障害の改善を図る．

Key Word 18

筋・筋膜トリガーポイント

筋・筋膜トリガーポイントとは

　Travell & Simons[1]は，筋・筋膜トリガーポイントについて以下のごとく定義している．
「筋・筋膜トリガーポイントは，骨格筋に存在する刺激に敏感な場所に認められる索状硬結中に触知できる小結節と関連がある．その場所は圧すると疼痛を感じ，特有な関連痛や関連性の過敏・運動機能障害あるいは自律神経症状が生じる．筋・筋膜トリガーポイントは筋の柔軟性を減じ，筋力の低下を来たし，固有受容を混乱させる．」
　筋・筋膜トリガーポイントとは，個々の筋に特徴的かつ特異なパターンをもった痛み，発痛点があり，近傍また遠隔に関連痛を特徴とした局所の筋障害を言う．しかし，近年トリガーポイントの存在に疑問を呈する説もある．
　筋の慢性的緊張，循環が滞ったことなどにより，発痛物質が蓄積し痛みとして症状がでる．骨格筋に存在する刺激に敏感な場所に認められる索状硬結中に触知できる小結節と関連し，圧で痛みを感じ特有な関連痛，関連性の運動機能障害または自律神経症状が生じる．
　メカニズムと関連痛パターンを理解することが，口腔顔面痛を理解し治療を行ううえで重要である．

関連痛パターンとは

　先に述べたように，おのおのの筋に特徴的で特異なパターンをもった痛みを近傍，遠隔部に関連痛として発生させる．
　トリガーポイントが活性化し，遠位の関連領域に痛みを投影することを関連痛パターン（referred pain pattern；RPP）という．これを理解することにより，治療を施すべき筋を特定する基準となる．咀嚼筋群および胸鎖乳突筋，顎二腹筋のRPPを示す（18-1）．
　青の×印はさまざまなトリガーポイントの位置を示し，赤塗りの部位は原発痛の領域を，濃い赤塗りされている領域は二次的な関連帯を示す．

局所臨床所見の特徴

1）索状硬結
　筋線維がロープに触れるように索状に，過度に短縮した筋節を含む部位がある（しこ

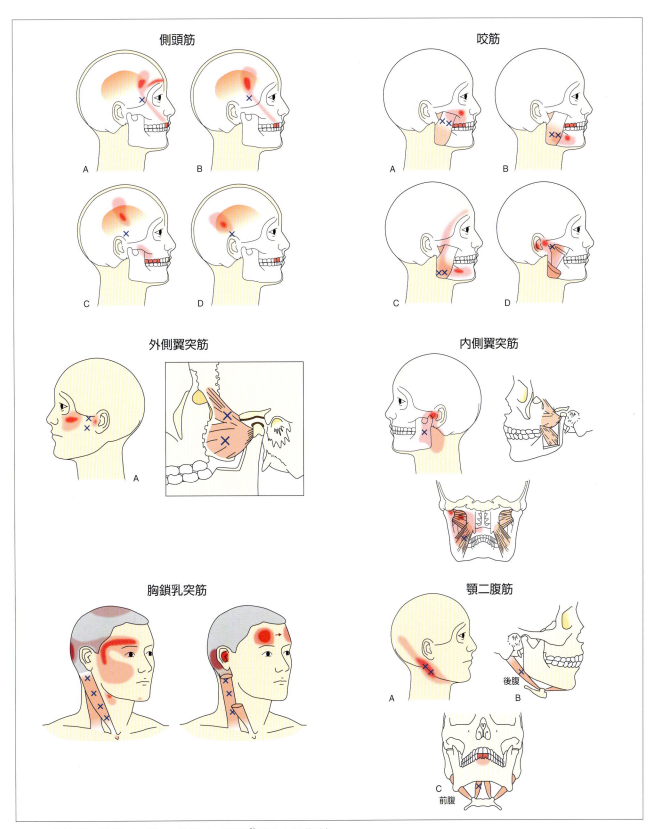

18-1 トリガーポイント（Travell ほか，1999[1]）をもとに作成）
青の×はさまざまなトリガーポイントの位置を示し，赤塗りの部位は原発痛の領域．濃い赤塗りされている領域は二次的な関連帯を示す．歯が原因ではない歯の痛みとして発現することがある

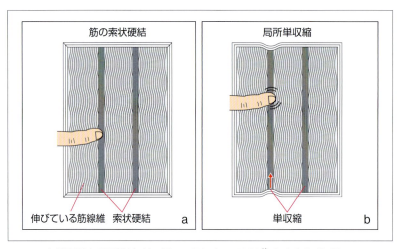

18-2 索状硬結と局所単収縮（Travellほか，1999[1]）をもとに作成）

り；筋肉内のとくに緊張の高まった部位すなわち筋・筋膜トリガーポイント，**18-2**）．

2）圧痛のある結節

　筋触診時，索状硬結に触れると痛みとして感じる．筋・筋膜トリガーポイントのところにくると，さらに結節に触れ，激しい疼痛を生じる．その結節を徐々に強く圧すると関連痛パターンを生じる．

3）疼痛の再現

　筋・筋膜トリガーポイントを圧迫または針刺入により，訴えている疼痛と同じものを認識できることがある．

4）局所単収縮反応（local twitch reseponse：LTR）

　索状硬結を指でつまんで弾くか針刺入により局所単収縮反応を起こすことができ，これは索状硬結を示す限られた筋線維の脱分極により収縮する現象をいう（**18-2**）．

5）可動域制限

　索状硬結など筋の異常が存在するため，関節可動域の制限がみられる．

6）ストレッチ陽性サイン（positive stretching sign：PSS）

　筋・筋膜ストレッチの際に，関節の疼痛を生じる現象．筋・筋膜ストレッチ中にPSSが発生するのは，それ以上のストレッチが有害であることを意味し，筋を一度安静に戻し，もう一度トリガーポイント治療を施し，筋・筋膜ストレッチとを交互に繰り返すことが効果的な治療といわれている．

筋・筋膜トリガーポイントの発生メカニズム

噛みしめ，くいしばりやうつ伏せ寝などにより，咀嚼筋に過度の短縮・負荷が長引くと，筋に微細な損傷が生じることがあり，Bennett[2]はその活性化のメカニズムを 18-3 のごとく示している．

① 損傷の繰り返し

　⇒筋の過度の緊張・短縮・負荷

噛みしめ・くいしばり・歯ぎしりなどが長引くと，咀嚼筋の一部に微細な損傷が生じやすくなる．

② 微細な損傷は筋小胞体の破壊をきたし，損傷部位周辺に豊富な Ca^{2+} が放出

　⇒ Ca^{2+} が筋フィラメント間に連続的な相互作用を起こし，自発的，継続的な活動電位がなくても筋収縮が続く

この損傷が修復可能なときは，異常は一時的なものとして終わる．しかし，循環血液量が不足すると異常が持続されてしまう．

③ 持続的筋収縮

　⇒毛細血管は収縮した状態が続き，その局所の筋は血行不良となり，代謝産物（老廃物など）の蓄積が始まる（エネルギー危機へ）

④ トリガーポイントの形成・活性化

　⇒ますます多くの Ca^{2+} が筋中に遊離し，筋の組織学的変化が起こり，その筋のトリガーポイントの形成もしくは以前あったトリガーポイントを再度活性化させる

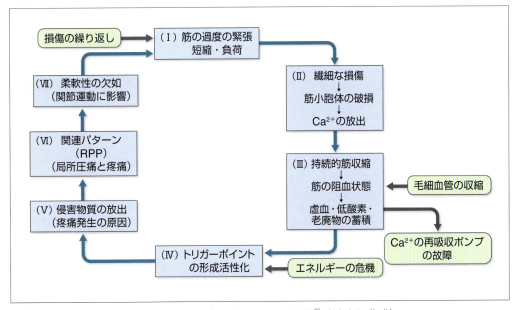

18-3　トリガーポイントの発生メカニズム（Bennett, 1990[2]）をもとに作成）

⑤ 侵害物質の放出

⇒激しい局所的な酸素不足や組織のエネルギー危機が，筋の侵害受容器を感作する物質の放出が起き，疼痛発生の原因となる

感作の原因
- 血漿タンパク質から遊離するブラジキニン
- 内皮細胞から合成されるプロスタグランディン
- マスト細胞から放出されるヒスタミン

⑥ 関連痛パターン（RPP）

⇒筋・筋膜トリガーポイントは，おのおのの筋に特徴的で特異なパターンをもった痛みを，近傍または遠隔部に関連痛として発生させる（**18-1**）

⑦ 柔軟性の欠如

⇒疼痛をかばう動作がますます筋の柔軟性を失わせ，関節の運動にも影響し，さらなる筋の微細な損傷へと悪循環していくこととなる

以上より，筋・筋膜トリガーポイントの初期症状のうちに適切な治療を受けないと，より重篤な障害（筋損傷）へとつながる．よって，このメカニズムを理解し，正しい診断と治療を進めることは，きわめて重要である．

治療法

1）罹患筋に対する物理療法

（1）温罨法

お風呂につかりながら15分程度マッサージする方法．温パックも同様．温熱による物理刺激は局所の血流循環を向上し，筋のリラックスを図る．

（2）その他

電気刺激療法（マイオモニター，**18-4a, b**），高出力コールドレザー（**18-4c**）がある．

2）罹患筋に対する運動療法

筋痛もしくはトリガーポイントを有する筋に対し，クリニカルマッサージを行うことで血行を良くし，可動域の改善につながる．

（1）クリニカルマッサージ（漸増加圧法）

平圧法：手指を用い平らに押さえる…咬筋・側頭筋，顎二腹筋（**18-5, 18-6**）

狭圧法：手指を用いてつまむ…胸鎖乳突筋（**18-7, 18-8**）

（2）筋・筋膜ストレッチ

この徒手療法は，急な圧迫を行うとかえって痛みや筋防御反応を起こすので，ゆっくり穏やかに行うことが重要である．

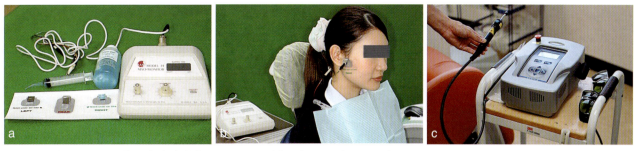

18-4 マイオモニター（a, b）と高出力コールドレーザー（ルミックスⅡ，c）

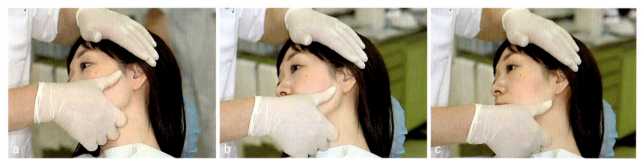

18-5 咬筋のクリニカルマッサージ（術者の行う平圧法）

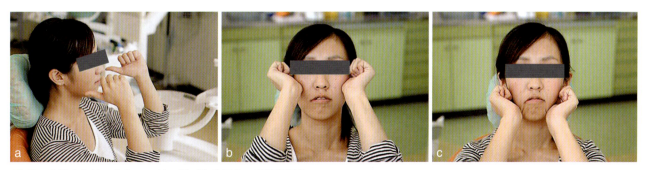

18-6 咬筋のクリニカルマッサージ（セルフケアの平圧法）

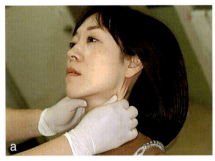 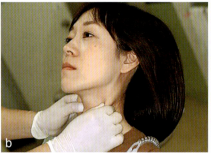 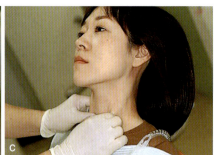

18-7 胸鎖乳突筋のクリニカルマッサージ（術者の行う挟圧法）

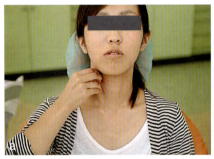 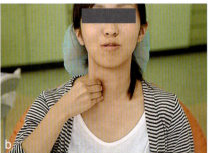 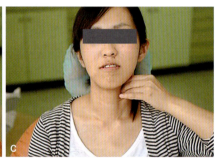

18-8 胸鎖乳突筋のクリニカルマッサージ（セルフケアの挟圧法）

1) Simons DG, et al. Travell & Simons' myofascial pain and dysfunction：the trigger point manual. Upper half of body（Vol 1）. 2nd ed. Williams & Wilkins, 1999.
2) Bennett R. Myofascial pain syndromes and the fibromyalgia syndrome. Raven Press, 1990；43-65.
3) 顎関節症臨床医の会編．顎関節症運動療法ハンドブック．医歯薬出版，2014．

- 筋・筋膜トリガーポイントは，侵害受容器が発痛物質によって刺激され過敏になったポイントをいう．
- おのおのの筋に特徴的かつ特異的なパターンをもった痛み・発痛点がある．
- その痛み・発痛点は，その近傍または遠隔部に関連痛として発生させる．
- 筋・筋膜トリガーポイントの初期症状のうちに適切な治療を受けないと，より重篤な障害（筋損傷）へとつながる．

ストレッチ療法

ストレッチ療法は，顎関節症治療において術者が行う運動療法の一つである．一般的に，ストレッチは医療やスポーツ現場で頻繁に行われている．その医療上の目的は，19-1の項目があげられる．

ストレッチの種類

1）スタティックストレッチ（静的ストレッチ）
リラックスしてゆっくりと筋肉・腱を伸ばす．最大可動域あるいはその付近で静止し，10～60秒間保持する．

2）バリスティックストレッチ（動的ストレッチ）
反動動作を利用し，関節可動域の全体もしくは可動域を越えるところまで筋・腱の伸展を行う．

3）ダイナミックストレッチ（動的ストレッチ）
関節の曲げ伸ばしなどターゲットとなる拮抗筋を意識的に収縮させ，動くなかであちこち伸ばし筋力発揮を伴う（例：ラジオ体操）．

4）PNFストレッチ
徒手抵抗を用いたストレッチングで，ターゲットとなる筋群を等尺性に筋活動させる方法．

・関節可動域の改善
・関節拘縮の予防
・関節拘縮の改善
・筋緊張の低下
・筋痛の改善
・血液循環の改善
・関節痛の緩和　など

19-1 ストレッチの医療上の目的

顎関節症におけるストレッチ療法

基本的に顎関節症に対するストレッチ療法は，スタティックストレッチを基本とする．ストレッチ療法には，顎関節腔のストレッチと咀嚼筋群のストレッチ，および関連筋群のストレッチがある．顎関節腔および咀嚼筋群のストレッチは，関節を支える関節包・靱帯・筋群の柔軟性の獲得，関節可動域の拡大，および関節腔内の滑液の循環（発痛物質・老廃物の排導）に，関連筋群のストレッチは，伸展性が低下したりトリガーポイントのある筋群に対し，筋の走行に沿った方向へストレッチすることにより筋症状の改善を図ることを主目的に行う（19-2）．

咀嚼筋痛障害，顎関節痛障害，関節円板障害，変形性顎関節症のすべてが適応となるが，変形性顎関節症の急性症状や激痛を伴った急性の非復位性関節円板障害症例では，症状以上の疼痛が出ないように軽くストレッチを行うことが肝要である．

咀嚼筋群のストレッチ，頸部筋のストレッチ，顎関節腔のストレッチがあり，それぞれ対象とする部位を意識してより効果的となるように行う[1]．

1）咀嚼筋群のストレッチ療法

トリガーポイントのある筋が短縮していることから，その持続的な筋収縮が筋血流を阻害し，筋の弛緩に必要なエネルギー供給を妨げているとすれば，ストレッチを繰り返すことで筋への血流を他動的に促進し，エネルギー供給を助けると考えられる．また，痛みの原因となりうる乳酸等の代謝産物を除去する作用もあり，効果的である．

ほかにも虚血性圧迫と呼ばれるトリガーポイントに30秒ほどずつ徐々に圧力を加える方法がある．この場合もストレッチ的な要素が圧迫された筋の周辺で生じていると考えられ，反応性充血と呼ばれる現象が筋組織の血管で起こっている可能性もある．

咀嚼筋群のストレッチは，原則的に徒手的関節円板整位術とほぼ同じ方法でも良いが，より効果的にストレッチを行うには，19-3のように示指を患側下顎大臼歯部におき，右手拇指を上顎小臼歯部にあてがい，下顎を筋の走行に沿った方向へ伸ばしていく．その強さは，前歯部で最大開口を4〜5mm上回る程度の力を1回10秒間を10回程度繰

【種類】	【目的】
1）顎関節腔のストレッチ 2）咀嚼筋群のストレッチ 3）関連筋群のストレッチ	・伸展性の低下した筋に対して，伸展性の回復，筋機能の改善 ・トリガーポイントのある筋に対してのトリガーポイント治療 ・筋および関節の柔軟性の獲得 ・関節滑液の循環 ・関節痛や疼痛の緩和 ・血液循環の改善 ・障害予防

19-2　ストレッチ療法の種類・目的

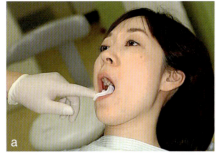
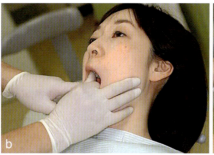
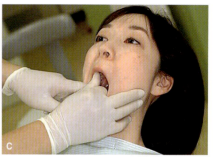

19-3 咀嚼筋のストレッチ
筋の走行に沿った方向へ伸ばしていく

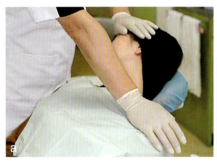
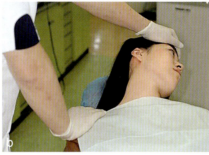
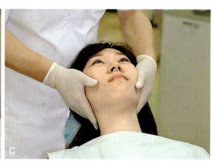

19-4 頸部筋のストレッチ
a,b：左右それぞれ1回約30秒を3回程度繰り返す
c：全体も1回約30秒を3回程度繰り返す

り返す．それ以上の力を加えると，痛みを訴えることがあるので注意が必要である．
　また，マニピュレーション法で示した手技を咀嚼筋群に応用し，筋の走行に沿ってまっすぐストレッチする．それぞれ，試行してみてやりやすい方法を応用すると良い．
　患者自身が効果を実感したら，自宅などで行うセルフケア（92～94ページ参照）を指導する．

2）頸部筋のストレッチ療法

　ストレッチする側の肩を手掌で押さえ，顔を反対側に向け側頭部を手掌にて押さえ頸部筋（胸鎖乳突筋，僧帽筋など）のストレッチを行う（**19-4a,b**）．約30秒間を3回程度繰り返し行う．それらを両側でそれぞれ行う．
　次いで，頸部筋全体のストレッチは，**19-4c**のごとく，後頭部と下顎骨体下縁を両側で把持し，首を伸ばす要領でストレッチする．約30秒間を3回程度繰り返す．

3）顎関節腔のストレッチ療法

　基本的には，徒手的関節円板整位術（68～71ページ参照）と同じ力の加え方となる．顎関節腔を広げることで，滑液を循環させ引っかかりの強い関節円板と下顎頭の動きを良くすると同時に，滑液中の発痛物質の拡散により関節痛の改善につながる．
　下顎患側臼歯部に小折ガーゼを乗せて拇指を置き，残りの4指で下顎を把持する．反

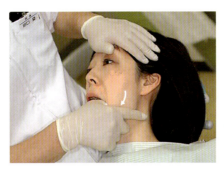

19-5 顎関節腔のストレッチ
基本的には，徒手的関節円板整位術（マニピュレーション）と同じ力の加え方となる

対の手掌にて額を押さえ，その中指で患側の顎関節とその運動を確認する．下顎頭の前方滑走を増大させるような感覚で，下顎骨を下前方に引っ張る（19-5）．

ストレッチの時間

　静的ストレッチの有効な持続時間について渡辺ら[2]によれば，大腿四頭筋についてBandyは30秒が15秒より有効で60秒とは差がなく，八木は15〜20秒では筋のストレッチ効果が，25秒以上では腱のストレッチ効果があり，目的により効果的な持続時間は異なるとしている．また永澤ら[3]は，静的ストレッチングの伸長時間の違いが伸長部位の筋酸素飽和度および筋血流量に及ぼす影響について，10秒，30秒，60秒の3条件で検討した結果，10秒といった伸長時間が短い静的ストレッチングでも，筋の血液循環の亢進に対して3者間で有意差はなく，十分に効果があるものとしている．ただし，長管骨のストレッチは大きな筋・腱を対象としており，特殊な顎関節にそのままあてはめることはできない．

　顎関節の場合，咀嚼筋群の力は相当なもので，また両側一対の顎関節を左右別々にストレッチすることから，術者が疲れずまた患者も緊張と弛緩を繰り返し，血行改善と気持ちいいリラックスを得ることを考慮し，10秒間を10回程度行うことが良いと判断している．これを行うと，患者は「少し軽くなった感じがする」「楽になった感じがする」と改善を実感する（即時効果）．

1) 田口　望．これで解決，顎関節症はこうして治す　すぐできる診断法と治療の実際．永末書店，2011．
2) 渡辺博史ほか．静的ストレッチングの有効な持続時間について．厚生連医誌．2013；22(1)：34-38．
3) 永澤　健ほか．静的ストレッチングの伸長時間の違いが伸長部位の筋酸素飽和度および筋血流量に及ぼす影響．体育学研究．2011；56：423-433．

- ストレッチ療法は，術者の行う運動療法（プロフェッショナルケア）の一つである．
- 咀嚼筋群のストレッチ，頸部筋のストレッチ，顎関節腔のストレッチがあり，力の加え方にそれぞれ特徴がある．
- その目的には，関節可動域の改善，関節拘縮の予防，関節拘縮の改善，筋緊張の低下，筋痛の改善，血液循環の改善，関節痛の緩和がある．
- 医療に用いるストレッチは，スタティックストレッチングが基本となる．

column

オーラル・フレイル

「オーラル・フレイル」とは，歯・口腔の機能の虚弱を意味し，これは，東京大学高齢社会総合研究機構の辻　哲夫教授，飯島勝矢准教授らにより提唱され，食環境の悪化から始まる咀嚼筋群・関連筋群の筋肉量の減少を経て，生活機能障害に至ることをいう．

日本歯科医師会では，高齢化社会を迎え「オーラル・フレイル予防」のために，国民に対し啓発活動を積極的に行っている．飯島[1]によれば，骨格筋を中心とした「身体の虚弱」だけで考えられがちであるが，それだけではなく，**図1**に示すように，精神心理的要因を背景とする「こころ・心理の虚弱」および社会的要因を含む多次元の「社会性の虚弱」が存在する．よって今後の高齢化を見据え，「いつまでも心身ともに健全で自立し続けられるように」という視点を国民全体が意識することが重要としている．

【オーラル・フレイルと顎関節症】

歯・口腔機能の低下は，齲蝕・歯周病などの歯の疾患による咀嚼機能の低下のみならず，変形性顎関節症や陳旧性非復位性関節円板障害に伴う顎関節の疼痛，開口障害が数週間以上に及ぶと，咀嚼筋群の顕著な筋力低下・筋の萎縮をきたし，咀嚼障害につながる．すなわち，近年注目を集めているサルコペニア（加齢性筋肉減少症）・ロコモティブシンドローム（運動器症候群）の前兆となる．われわれ歯科医師は，三大歯科疾患である齲蝕・歯周病・顎関節症をしっかりと管理していく体制づくりが必須で，そのことが健康長寿をサポートする取り組みとなる．

顎関節症においても，Ⅰ軸（身体的・器質的要因）とⅡ軸（心身医学的要因）が深く関与しており，日本人の人口も2007年に65歳以上の人口が20％を超え，さらに2025年には75歳以上の団塊の世代が3500万人と超高齢化時代をむかえ，顎関節症と診断される症例数も増加が予想される．すなわち，顎関節症においても**図1**に示したように，「身体」「精神」「社会性」のどの面においても虚弱を考慮に入れた対応が必要となる．

運動制限による筋力低下に関しては，八百坂らによれば膝の固定10日で滑膜の肥厚，滑膜の炎症性細胞浸潤が観察され，固定30日以内で関節軟骨・軟部組織の一部変性所見を認め，固定40日以上の固定で運動療法を行っても回復が遅くなり，60日以上の固定に至ると関節内に結合織性癒着を生じ，関節軟骨の崩壊・関節可動域制限など不可逆性の変化に至ったとしている．

高齢化社会を迎え，65歳以上の高齢者も25％を超える現状で，齲蝕・歯周病を予防管理し口腔機能低下の予防に努めることは当然のことであるが，顎関節症による咀嚼機

能不全を予防管理していくことも，全身の健康維持・増進に寄与する歯科医師の重要な努めであることを認識していただきたい．

つまり，歯・口・顎関節の健康をおろそかにすると，咀嚼能力の低下や舌の動きも悪くなるなどから栄養摂取の面で支障をきたし，滑舌も悪くなり人との交流を避けるようになり，自閉症的一面を呈することもある．オーラル・フレイルはこうした歯・口腔の機能低下から始まる，低栄養・身体機能の低下，社会性の低下，精神性の低下を惹起する．

【オーラル・フレイルの予防の実際】

齲蝕・歯周病の予防管理（定期的の歯科医院の受診の推進）により，たとえ歯の喪失につながっても速やかに治療を受け咀嚼機能の回復を図ることが重要であるが，そのためには患者家族・老人福祉施設などへの啓蒙活動も大切である．

顎関節症については，術者の指導により患者自身が行う運動療法すなわちセルフケア（85～94ページ，筋訓練療法，開閉口運動療法，自己牽引療法の項参照）をよく理解し実践してもらうことが，オーラル・フレイルの予防につながる．そして，われわれ歯科医師サイドは，顎関節症の運動療法のセルフケアを正しく理解することはもとより，顎関節症症状を訴えて受診した患者に対しては，運動療法のプロフェッショナルケア・セルフケアを解説・実践していくことで，オーラル・フレイルの予防につながり健康長寿を目指すこととなる．

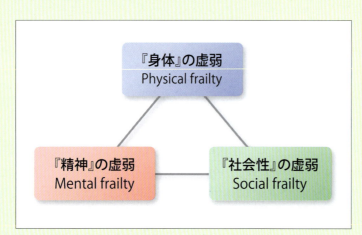

図1 オーラル・フレイルにおける虚弱の実態（飯島，2015[1]）をもとに作成）

文献

1) 飯島勝矢．虚弱・サルコペニア予防における医科歯科連携の重要性：～新概念『オーラル・フレイル』から高齢者の食力の維持・向上を目指す～．日補綴会誌．2015；7（2）：92-101．

筋訓練療法

筋訓練療法は術者の指導により患者自身が行う筋力増強訓練であり，筋力低下をきたした顎関節症症例に応用されるセルフケアの一つである．すなわち顎関節症においては，筋・筋膜トリガーポイントを有していたりクローズドロック等で関節可動域制限をきたし，筋の拘縮を起こし，筋障害を惹起する．すなわち開口障害や顎運動時痛が長期にわたり存在すると，筋力の低下は普通にみられる．

運動制限による筋力の低下

河村[1]によれば，Evans ら（JBJS 42-A, 1960）のラットの膝を固定した組織学的観察の報告で，30 日以内の固定では筋，関節包，関節内の結合組織増殖と癒着が関節可動域制限因子であり，それらは可逆性の変化であるが，60 日を超える固定では関節軟骨の線維素形成や潰瘍などを生じ，不可逆性の変化であったとしている．このことは，できるだけ早期に，運動制限の病態を改善することが，関節可動域の制限や筋力の低下を予防すること，すなわちオーラル・フレイル（83 ～ 84 ページ column 参照）の予防につながる．

顎関節症全般にわたり，筋力を増強し継続的に訓練することは有効である．これは，過度に短縮した筋節では収縮タンパクのエネルギー源であるアクチンとミオシンなどの供給が不足する．このことが筋の作業能力に影響を与え，筋力の低下につながる．実際の臨床で，数カ月間クローズドロックを患った陳旧症例では，患者の咀嚼筋，とくに側頭筋・咬筋の筋線維の脆弱化が顕著（触診にて，筋の廃用性萎縮）となる．筋力低下は，運動器疾患において，改善を遅らせると同時に，症状悪化を助長する要因であり，筋力を増強することが症状の悪化を防ぎ，早期に症状改善を図るカギとなる．まずは，積極的にマニピュレーション等の運動療法を行い，症状の改善が見られたら，筋力増強訓練，筋訓練療法を行っていくことが重要である．

顎関節症における筋訓練療法

一般的に，筋力強化訓練には等尺性運動と等張性運動と等速性運動とがあり，等張性運動と等速性運動が筋の長さを変えながら力を発揮するもので，筋の長さを変えずに力を発揮するのが等尺性運動という．筋肉の強さは，筋肉の断面積（筋線維一本一本の太さ）と神経系の発達，そして上記の 3 つの要素による運動で活発な筋活動を促すことで

強化できる．すなわち，筋の収縮力・筋の瞬発力・筋の持久力が重要である．筋訓練療法はこれらを強化することにより，筋肉や関節の障害を改善させ，さらに運動機能を向上する目的で行わせる．

　筋訓練療法は咀嚼筋痛障害・顎関節痛障害・関節円板障害・変形性顎関節症のすべての病態，とくに慢性経過例に有効であり，筋力低下のみられる症例が適応症である．筋力の改善を計るために自ら行わせるものであり，顎関節症における筋訓練療法には，主に等尺性運動と等張性運動を行い，等尺性運動は筋力の増強訓練に，等尺性運動はリズミカルな運動で関節可動域の増大・協調性訓練に適している．咀嚼筋の運動には，筆者は 20-1 に示したようなパンフレットを作成し，ストレッチ療法などで筋症状の改善傾向がみられた時点より，積極的に患者自身に行ってもらうよう指導している．

① 閉口筋群の鍛錬

　20mm 程度開口位にて下顎前歯部に利き手の示指・中指をあてがい，下に引っ張る力を加える．そして加えた力に抵抗するようにゆっくりと閉口させる（1～2分間）．

② 開口筋群の鍛錬

　閉口筋群の方法とは逆の力を加える．オトガイ部に手掌をあてがい，力を加えながらゆっくり閉口させる（1～2分間）．

③ 外側翼突筋の鍛錬

　手掌を頰部にあてがい，その力に抵抗するように側方運動をゆっくり行う（1～2分間），同様に反対側も行う．

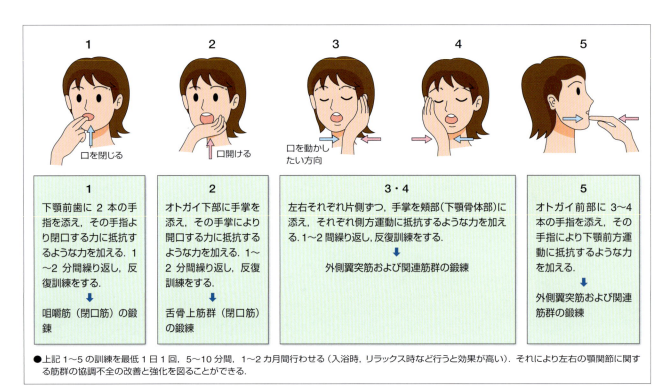

20-1　筋訓練療法

④ 外側翼突筋および関連筋群の鍛錬

オトガイ部に示指・中指・薬指の3本をあてがい力を加え，下顎はそれに抵抗する力を加えてゆっくり運動させる（1～2分間）．

⑤ 頸部筋の鍛錬

片側側頭部に手掌をあてがい，顔の中心方向へ軽く押す．このとき顔は手の力に抵抗して動かさないように頑張る．反対側も同じ運動を行う（1回10秒を5回程度行う．1日4回朝・昼・晩・入浴時）．

患者にパンフレットを渡し，その実際を十分に説明のうえ実施させることで，効果を発揮する．

筋力強化訓練の基本

1) 等尺性運動（筋の静的収縮）

運動機器など特殊な器具を使用せず，関節をあまり動かさず，同じ姿勢で筋肉に一定の力を入れて，静的に行う筋力強化訓練法である（アイソメトリック）．等尺性運動は筋肉の萎縮（筋肉の衰え）を防ぐ目的としては最適な訓練法で，具体的には関節を動かさずに最大の筋力で目的の筋肉を5～10秒間収縮させ，数秒間休憩する．10回を1セットとし，1日に3セット行う（例：スクワット・腹筋・腕立てなど，**20-2**）．

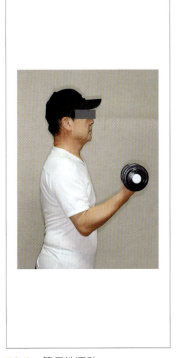

20-2 等尺性運動
関節を動かさず，同じ姿勢で筋肉に一定の力を入れて，静的に行う筋力強化訓練

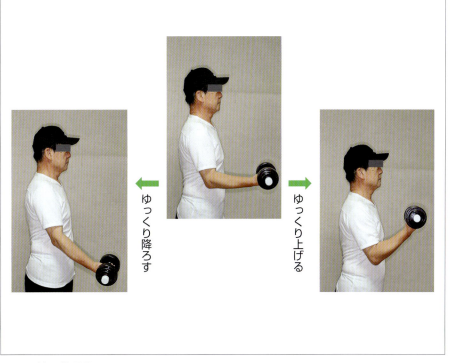

20-3 等張性運動
関節可動域全般で，筋肉を収縮・伸展させながら筋肉に適度な負荷をかけ行う筋力増強訓練

2) 等張性運動（筋の動的収縮）

　器具を使用し，関節可動域全般で，筋肉を収縮（曲げたり），伸張（伸ばしたり）させながら筋肉に適度な負荷をかけ，筋力のパワーアップや持続力向上を図るために行われる．何kgの重りを持ち上げられるかといった筋力強化訓練法である（アイソトニック．例：バーベル・ダンベル・ウエイト器具など，**20-3**）．

3) 等速性運動（筋の動的収縮）

　関節の運動速度を一定にコントロールする機械を用いて，すべての関節の動きに応じて適切に最大限の抵抗が加えられる筋力強化訓練法で，最も安全で理想的な訓練法と言える．パワーアップを図るために用いられ，スポーツ選手の筋力測定やリハビリテーションの効果測定に用いられ，筋力の質的，量的な評価にも利用される（例：サイベックスなど）．

1) 河村廣幸．保存療法と固定性拘縮．理学療法．1999；16(2)：91-94．
2) 田口　望．顎関節症はこうして治す－運動療法・スプリント療法入門－．永末書店，2007．

- 筋訓練療法は，筋痛・筋力低下などの筋症状に対し，術者の指導により患者自身が行う筋力増強訓練をいう（オーラル・フレイルの予防にも応用できる）．
- 筋力低下のみられる顎関節症とくに慢性経過例のすべての病態（咀嚼筋痛障害・顎関節痛障害・関節円板障害・変形性顎関節症）に有効である．
- その実際は，閉口筋群の鍛錬・外側翼突筋の鍛錬・開口筋群の鍛錬，それぞれの筋に抵抗する力を加えながら行う．

開閉口運動療法

開閉口運動療法は，術者の指導により患者自身が行うセルフケアの一種で，顎関節可動化訓練，関節円板整位訓練，左右協調性可動化訓練がある[1]．

顎関節可動化訓練

関節可動域制限等を有する患者に対し，機能的運動範囲を回復することで，防御的筋収縮を起こさないようにゆったり・ゆっくりとした力で行う．

咀嚼筋痛障害，変形性顎関節症，顎関節痛障害により顎運動域の狭小化のみられる症例が適応となる．

顎を左右に動かし，ゆっくりと開閉口を行う．また，拇指・示指・中指を使って上下前歯を押し広げる運動も併せて行う．この訓練は，軽い痛みや関節（雑）音が発生することがあるが，毎日5～10分程度行う（**21-1**）．注意点は，関節のストレッチ効果は低く，強い疼痛がある場合は無理をせず行うことが重要である．

関節円板整位訓練

関節円板前方転位症例で引っかかり感が強く，ときに痛みがある症例，軽度のクリック症例に対し，スムースな顎運動を獲得するために，前方転位した関節円板を復位した状態で開閉口運動を繰り返し行うものである．ただし関節（雑）音の消失を目的とするのではなく，関節円板の形態を適応変化させてスムースな顎運動の獲得を目的とする．したがって，復位性関節円板障害で引っかかり感の強い症例が適応となる．

治療顎位，すなわち関節円板が正しく下顎頭上に復位した状態で開閉口を繰り返し，自ら徐々にその位置を咬頭嵌合位へ近づけていき，自力で関節円板の整位もしくは適応変化，スムースな顎運動を獲得することを目指す（**21-2**）．注意点として，関節（雑）音を消滅させることを目標とはせず，適応変化を期待することを患者自身によく説明し，納得させ治療にあたることが重要である．

左右協調性可動化訓練

開閉口時に下顎前歯部の運動軌跡が，左右へ乱れた動きをする，すなわち，片側の関節円板の引っかかりが強く存在し，開口軌跡が左右へブレて乱れる場合や，左右の顎関節咀嚼筋群の協調失調をきたしている症例などに，正常な顎運動を回復することを目標とする．

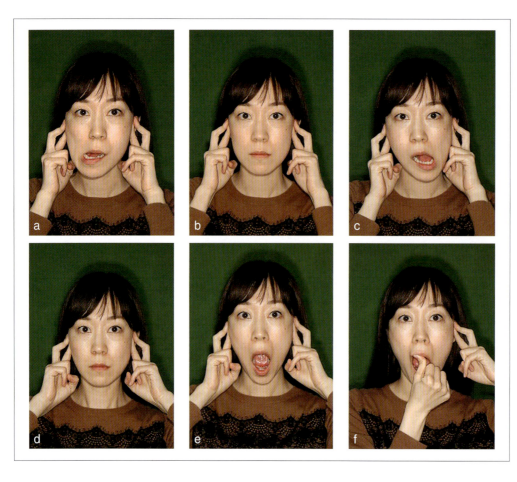

21-1 顎関節可動化訓練
a〜c：左右差を意識した側方滑走運動．d,e：自発的開口訓練．f：手指による強制開口訓練
1日5〜10回，1回3分程度行う（急性期は行わない）

　下顎頭の滑走運動障害があり，左右の協調失調のある症例，動揺関節（関節包の弛緩）・関節円板の内側極，外側極の付着部障害のある症例が適応である．

　1日できれば朝・昼・夜・就寝時の4回ほど，手掌にて両側の頰部を圧迫し，まっすぐ開口できるようにアシストしながら開閉口運動訓練する．そして大開口で1〜2分間維持し，それを4〜5回繰り返す．すなわち，両側の下顎頭が左右同時に協調滑走し，まっすぐ開閉口を繰り返す訓練である（**21-3**）．

1）顎関節症臨床医の会編．顎関節症運動療法ハンドブック．医歯薬出版，2014．

- 開閉口運動療法は，術者の指導により患者自身の行うセルフケアの一種である．
- 開閉口運動療法には，顎関節可動化訓練・関節円板整位訓練・左右協調性可動化訓練の3種類がある．
- 顎関節可動化訓練は，関節可動域の改善を図り，顎運動範囲をより広く動くようにする訓練である．
- 関節円板整位訓練は，引っかかりの強い復位性関節円板障害症例に対し，よりスムースな顎運動を獲得するための訓練であり，クリックを消すためのものではない．
- 左右協調性可動化訓練は，開口軌跡の乱れる症例に対し，左右の下顎頭の動きが協調し開口軌跡の乱れを正す訓練である．

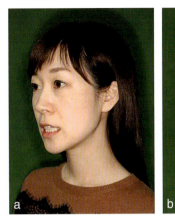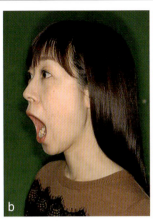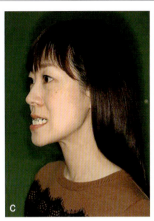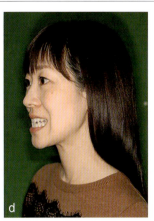

21-2 関節円板整位訓練
  a：咬頭嵌合位の状態．関節円板は前方転位している
  b：最大開口する．関節円板が復位し，クリックが起きる
  c：前方位で閉口する．関節円板は復位したままの状態である
  d：関節円板が復位したままの状態でゆっくり治療顎位へ戻す．関節円板は整位された状態のまま開閉口運動を繰り返す．関節円板の適応変化を期待し，よりスムースな顎運動が可能となる

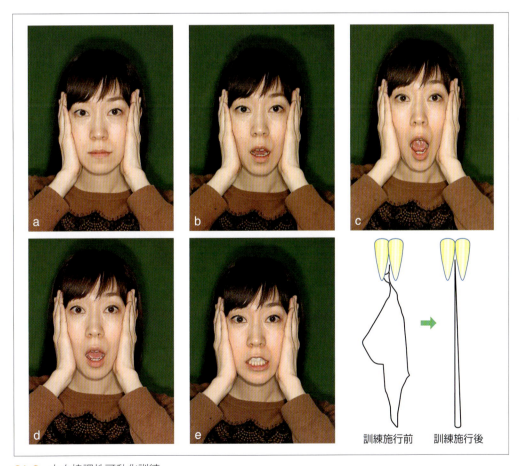

21-3 左右協調性可動化訓練
1日4回程度，手掌にて両側の頬部を圧迫し，まっすぐ開口できるようにアシストしながら開閉口運動を訓練する

自己牽引療法（ストレッチ運動）

　顎関節症の病態で，顎関節痛障害・関節円板障害・咀嚼筋痛障害・変形性顎関節症など顎関節構成体の疼痛により運動障害をきたしている症例の治療法は，運動療法を第一選択とすることが重要である．自己牽引療法（ストレッチ運動）は，患者自身が下顎骨を自分の手指にて前下方へ引っ張ることにより行う（術者の行うストレッチ療法については79～82ページ参照）．顎関節構成体のストレッチ運動により，顎関節腔のストレッチと，咀嚼筋群のストレッチを同時に行うことができる．

　術者の行う運動療法で症状改善が見られた後，改善状態を維持管理する手段として，術者の指導により患者自身が行うセルフケアのうち自己牽引療法はすべての病態に適応となり，顎関節腔のストレッチと咀嚼筋群のストレッチの効果があり最も重要な方法であり，顎関節症すべての病態に有効である[1,2]．

　より効果的な自己牽引療法（ストレッチ運動）の実際は **22-1** を参照してほしい．
① 腰かけに背筋を伸ばしてしっかりと腰掛ける（入浴中は湯船で正座する）
② やや前傾姿勢をとる
③ 頭を約60°の角度で前傾させる
④ 2横指程度開口し，示指と中指を下顎前歯部にあてがう
⑤ 拇指をオトガイ下部にあて，下顎骨全体を垂直方向下方に10秒間牽引し，それを10回程度行う（その力は，疼痛を感じない程度で開口域が4～5mm拡大する程度）

目的と効果

1）顎関節腔のストレッチ

・関節滑液の循環を図り，滑液中に存在する発痛物質などの排導に関与（17ページ滑膜A細胞参照）
　　　⇒関節痛の改善
・顎関節腔の拡大を図り，ひっかかりの強い関節円板の適応変化
　　　⇒運動障害の改善
・顎関節腔の拡大を図り，術者の行うマニピュレーション等により関節可動域の改善
　　　⇒改善した関節可動域の持続・維持
・クローズドロック例でロック解除可能例
　　　⇒再ロック時の自力ロック解除

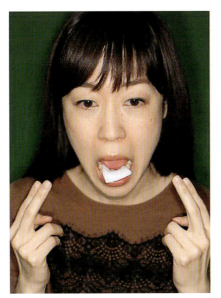

a：やや前傾姿勢をとり，下顎前歯部に小折ガーゼを置く

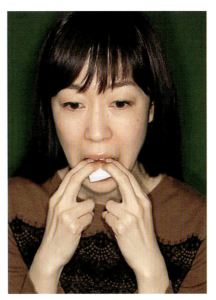

b：両手示指・中指を下顎前歯部にかける

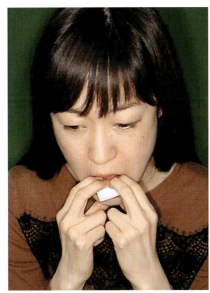

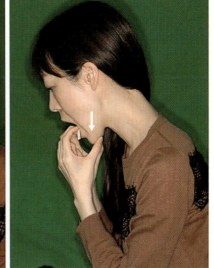

c,d：下顎を重力の方向（まっすぐ下の方向，もしくは膝の方向）へストレッチさせる．約10秒間を10回程度をめどとする

22-1 自己牽引療法の実際

2）咀嚼筋群のストレッチ

・咀嚼筋の血行の改善
・筋・筋膜トリガーポイントの病態の改善，柔軟性の獲得
・腱・関節包・靭帯の柔軟性の改善

本療法は，ホームケアのなかでもきわめて重要なものの一つで，毎日入浴時に下顎周辺をよく温めて血行を改善し行うと，より効果的である．

自己牽引療法（ストレッチ運動）のストレッチの有効な持続時間

プロフェッショナルケアのストレッチ療法の項（79～82ページ）で述べたように，有効なストレッチの時間は研究者により大きな差はなく，永澤[3]は10秒，30秒，60秒の3条件での有効な持続時間について，10秒といった短い静的ストレッチでも筋の血流循環の亢進に対し3者間で有意差はなく十分な効果があると結論づけている．よって，自己牽引療法においても，10秒間の自己牽引を10回程度繰り返し行うことで，緊張と弛緩が交互になされ，血行改善とリラックス感を体感できる．山口ら[2]は，非復位性関節円板障害に対し，顎関節可動化療法と自己牽引療法を併用することで，きわめて有効な運動療法となりうることを報告している．

すなわち，プロフェッショナルケア（術者の行う運動療法）は即時効果があり，患者自身開口しやすくなったと改善を体感する．その効果を，受診したときだけ感じるのではなく，セルフケアにて朝・夜の2回，10秒間10回行うことで，効果を持続させることが可能となる．

1) 田口　望．顎関節症はこうして治す－スプリント療法・運動療法入門－．永末書店，2007．
2) 山口賀大ほか．顎関節症に対する運動療法の短期的効果－非復位性顎関節円板障害に対する予備的検討－．日顎誌．2016；28(2)：126-134．
3) 永澤　健ほか．静的ストレッチングの伸長時間の違いが伸長部位の筋酸素飽和度および筋血流量に及ぼす影響．体育学研究．2011；56：423-433．

Key Point
- 術者の指導により患者自身の行う運動療法でセルフケアの一種である．
- 顎関節症すべての病態に対し有効な治療法である．
- 顎関節腔のストレッチと咀嚼筋のストレッチの効果がある．
- 1日朝・夜（入浴時が効果的）の2回行うと良い．

スタビライゼイションスプリント

　スプリント療法は，わが国の医療保険において保険診療が認められており，最もポピュラーな可逆的保存治療として認知されている．経験豊富な医師の治療には臨床経過・予後に歴然とした差があるように，スプリントの調整ひとつをとっても，経験というEBMでは表現できないスキルがきわめて重要な要素であり，より効果的な製作法・調整法等を明らかにする必要がある．

　スプリント療法は，考え方・選択法・使い方を正しく行えば，きわめて有用な治療法である．スプリントを選択する要件として，その理想は，可逆的で非侵襲的，装着感に優れ，審美性と機能性を有することである．

　その使用は夜間のみに限定することが重要で，昼夜使用すれば，咬合の変化をきたし不可逆的な状態に至ってしまうことがある．従来，しばしば昼夜の連続装用を行った診療科があったが，それにより咬合の変化をきたし，咬合再構成が必要となる症例があった．顎関節症の初期治療としての範囲を著しく逸脱しており，必要のない咬合治療が行われることになり，咬合調整とともに厳に慎まなくてはいけない．

適応とポイント (23-1)

　スタビライゼイションスプリントの適応は，まず第一に咀嚼筋痛障害を主徴候とする症例で，その他として，靱帯・関節包の慢性外傷性病変を主徴候とする症例，変形性顎関節症や関節円板の異常を主徴候（開口初期クリック例）とする症例などで，その応用範囲は広い．その使用の主たる目的は，夜間の噛みしめ等に伴う顎関節構成体への負荷の軽減である[1]．TCH等で，歯の接触等をさせしないように指導しても，夜間は無意識のうちに睡眠周期のノンレム睡眠からレム睡眠の移行期に噛みしめるため，場合によっては顎関節に過剰な負荷がかかり，関節円板の前方転位を助長し引っかかり感を強くしたり，咀嚼筋に過剰な負荷を生じ，トリガーポイントの形成に関与する．そういったケースには，スタビライゼイションスプリントは有効である．

　筆者は口腔内での直接法を考案し[2]，即時重合レジン（オストロンⅡクリアーピンク）を用いて，口腔内でスプリントを製作している．口腔内でのスプリントの製作の利点は，**23-2**のごとくで，術者の意図する顎位への設定がきわめて容易なこと，製作までの時間が短縮できること，口腔内でレジン硬化前に噛みあわせて調整するため左右でのアンバランスを生じないこと，オストロンが即時重合レジンのなかでは硬度が低く，早期に噛みあわせになじみやすいことがあげられる．

【適応症】
咀嚼筋痛障害：筋障害に関連した症状をもつもの（顎関節症Ⅰ型）
顎関節痛障害：顎関節部に疼痛を訴えるもの（顎関節症Ⅱ型）
復位性関節円板障害：開口初期クリック例（顎関節症Ⅲa型）
変形性顎関節症：関節変形部への負荷を軽減できるもの（顎関節症Ⅳ型）
プラセボ効果が期待できるもの

【ポイント】
使用は睡眠時のみとする
咬合の安定化という目的では使用しない
装着中は，噛んだ状態で前後左右自由に何の障害もなく運動できるようにする
顎関節構成体への負荷の軽減を目的とする
・咀嚼筋や関節包・靭帯に対しては，スプリントを入れて噛んだときに，障害を受けている部位と違う部位が緊張し，障害部への負荷を減らすことを目的とする
・関節円板の各種障害に対しては，関節円板後部結合組織への負荷を軽減し，関節円板の適応変化を期待する
・変形した下顎頭に対しては，噛みしめ時に下顎頭への負荷を軽減する

23-1 スタビライゼイションスプリントの適応症とそのポイント

・好きな量を均等に練和できるため，全歯列に一気に均等に盛ることができる（筆でユニファスト®などの即時重合レジンを歯列に沿って盛っていくと，最初に盛ったところと最後に盛ったところとの硬化の程度に差を生じ，全歯列の均等接触が得られにくい）
・通常のレジンに比べ硬度が低い（軟らかい）ため，噛みしめやブラキシズムなどの咬合力で容易に削れていく⇒脆弱な顎に対しても，早期に均等な咬合接触を得ることができ（自動的に適合していく），調整が簡単である
・プラスティックシーネ上に軽く圧接するだけで，容易に一体化する
・操作性が容易で，完全硬化前に術者の意図する下顎位へ誘導し，硬化前に噛ませることで，均等な歯牙接触を容易に得られると同時に，前後左右へ顎運動することで均等接触を得られる

23-2 オストロンを使用しスプリント製作する利点

簡便な製作法

製作法のポイントとその実際は **23-3** のごとくである．
① 装着は上顎で，夜間のみの装用を原則とする
② 口腔内でオストロンⅡクリアーピンク（以下，即重レジンと略す）を使用し製作していくために，まず上顎の印象後普通石膏で口腔内模型を製作し，既製のプラスティックシート（歯科用咬合スプリント，0.8mm厚）をシーネ製作機（加熱・吸引装置付き）にて製作する（）

③ 口腔内模型に圧接されたプラスティックシーネを取り出し，外形線を印記しフィッシャーバーで製作する（e, f）

④ 口腔内に装着し適合が良いことを確認後，患者をリラックスさせて，中心位へ下顎を誘導できるように練習する．どうしてもうまく誘導できないときは，開閉口を繰り返し行わせ，習慣性閉口路を自覚させ，そこで嚙ませる

⑤ 即重レジンを適量（梅干し大．多すぎると後の切削するレジンの量が多くなり，失敗の原因となるので，むしろ少なすぎるほうが結果は良い．不足した場合は後から継ぎ足せば良い）やや硬めに練和し，歯列の大きさに合わせて馬蹄形に薄く伸ばす．とくに辺縁部は薄くするのが肝要である（g）

⑥ 即重レジンを口腔内で直接，シーネの上に圧接する．圧力を加えなくても軽く押さえるだけで，シーネと即重レジンは簡単に付着する．そして，咬合面部の形を指で整える（h）

⑦ 硬化する前に，中心位でそっと嚙ませ，完全硬化前に，嚙んだ状態で前後左右に顎運動させる．すると容易に全歯列が均等に接触するスプリントの概形ができあがる．ここが一番のポイントで，前後左右の全歯が生体の動きのまま均等に接触させることができる．この接触状況を間接法で製作し調整を行った場合，その調整に熟練した歯科医が行っても 20〜30 分を要する．しかし，口腔内で行えば，硬化までの数分で完了する．これが，効果の出るスプリントの由縁である（i, j）

⑧ 完全硬化後，咬合紙で接触状況を再確認し，咬合した状況で再度前後左右へ顎運動させ，強く接触する部位を削合する．最終的にグループファンクションするように調整し，頰側咬頭頂を接触するように調整し完成する（k, l）

23-3 スタビライゼイションスプリントの簡便な製作法

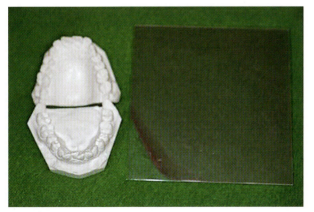

a：模型とスプリントシート（歯科用咬合スプリント，0.8mm）

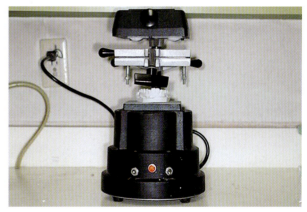

b：スプリント製作器に模型とスプリントシートをセット

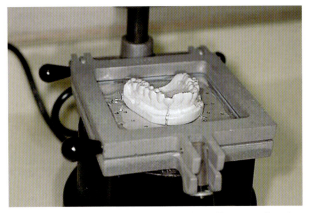

c：加熱し，軟化されたシートを模型に圧接し，吸引スイッチを入れる

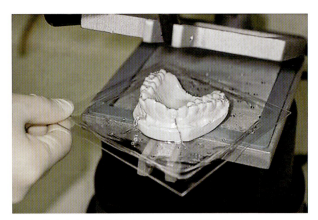

d：圧接されたスプリントシートを取り出す

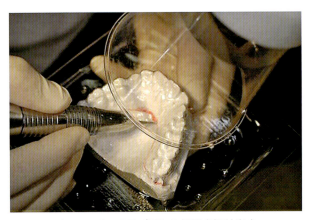

e：フィッシャーバーでスプリント概形を切り出す

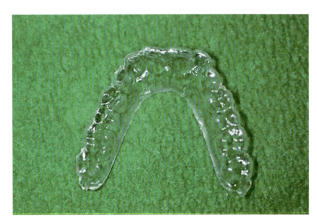

f：スプリント外形の完成

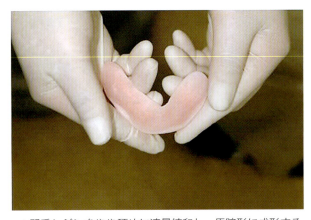

g：即重レジンをやや硬めに適量練和し，馬蹄形に成形する

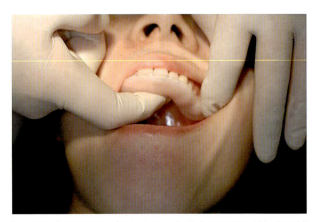

h：口腔内で直接スプリントシートの上に即重レジンを圧接する

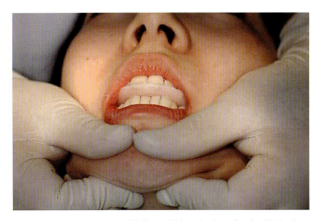

i：硬化前にあらかじめ準備し訓練した中心位（困難な時は習慣性閉口路）のポジションに下顎を誘導し，噛ませる

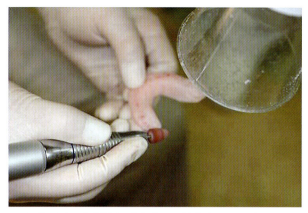

j：余剰レジンを削除し研磨する．前後左右に顎を動かし，自由に動くように調整する

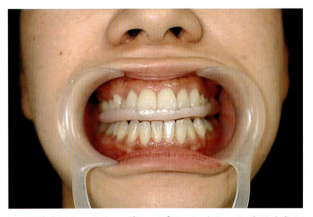

k：口腔内にセットし，グループファンクションするように調整したスタビライゼイションスプリント

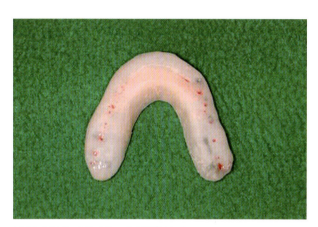

l：スタビライゼイションスプリント

1) 顎関節症臨床医の会編．顎関節症スプリント療法ハンドブック．医歯薬出版，2016．
2) 田口　望．顎関節症はこうして治す－スプリント療法・運動療法入門－．永末書店，2007．

- スタビライゼイションスプリントは，顎関節症すべての病態に有効であり，スプリント療法の基本形である．
- スプリントの使用は，夜間のみに限定する．決して一日中の使用は行わないこと，24時間の使用は咬合変化をきたし，不可逆的なものになってしまう．

リポジショニングスプリント

　リポジショニングスプリントは，関節円板の位置的形態的異常に起因した症例（復位性関節円板障害；顎関節症Ⅲa型）および顎関節痛障害で下顎頭により関節円板後部結合組織の圧迫を回避したい症例に適用される（**24-1**）[1]．

復位性関節円板障害

　関節円板が前方転位し相反性クリックを呈し疼痛を有する症例で，開口初期クリック例・開口中期クリック例の治療顎位設定可能な症例に有効である．また，復位を伴わない関節円板前方転位（クローズドロック）例で徒手的関節円板整位術にて復位可能となった症例にも適応となる．

　基本的に本スプリントの考え方は，スプリントを装着している夜間の約8時間前後は，下顎窩内において損なわれた下顎頭と関節円板の位置的関係を改善させ，関節円板の状態を徐々に適応変化させ，よりスムースな顎運動を獲得すること，もしくは下顎が後方へ落ち込み，下顎頭が関節円板後部結合組織を圧迫するのを回避することである[2]．

　ここでしっかり認識すべきことは，関節円板と下顎頭との位置的関係を改善（正常化）させるための装置ではなく，よりスムースな顎運動を獲得し日常生活に支障のない範囲へもっていくことを目的としている．よって，関節（雑）音の消失や下顎窩内における下顎頭の位置を正しくすることは治療の目標ではないことを，患者にもしっかりと認識

【適応症】
関節円板前方転位例でセラピューティックポジション（治療顎位）の設定可能なもの（復位性関節円板障害の開口中期クリック例）
クローズドロック例で，マニピュレーションにてロック解除できたもの（ロック解除でき関節円板が復位可能となったら，その直後に本スプリントを装着して約24時間入れておくと，再ロックせずに予後が良好なケースが多い．その後は通常通り睡眠時のみの使用とする）（非復位性関節円板障害のロック解除可能例）

【ポイント】
使用は睡眠時のみとする
関節円板の整位を目的とはしない．使用中は関節円板が整位するが，それは関節円板の適応変化を期待し，引っかかりが強い症例では引っかかりをなくし，円滑な顎運動が可能となることを目的とする．よって，関節（雑）音を消失させることは目的にしない
漫然と長期の使用は厳禁とする．たとえ睡眠時のみの使用としても，2〜3カ月以上の使用はしない．削合調整し，スタビライゼイションスプリントへ変化させていく

24-1　リポジショニングスプリントの適応症とポイント

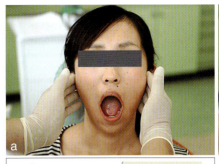
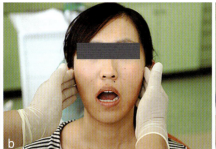
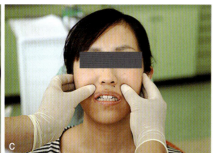
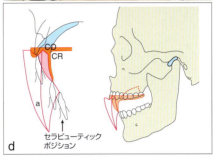

24-2 セラピューティックポジション
クリックの出ない顎位（オンザディスク）を認識できるまで説明する

してもらうべくインフォームド・コンセントしなくてはならない．

　一方，開口終末でクリックを有する症例（開口晩期クリック例）では，治療顎位の設定が困難なため適応ではない．すなわち，閉口時下顎を切端より前方へ持っていかないと治療顎位とならず，夜間にそのような顎位を維持することは不可能であるためである．

　また，一般集団における関節（雑）音を有する頻度は高く，関節（雑）音単独の場合で疼痛やひっかかりなどの自覚症状がない場合は，積極的な治療を行わずストレッチ・関節円板整位訓練などのホームケアにて経過観察していくことも考慮する．

　そのためには，治療顎位（セラピューティックポジション）を患者に理解してもらうことが必要となる（**24-2**）．患者に関節円板が前方転位しないように閉口することを指示し，すなわちクリックが出ないように下顎をやや前方位で閉口させる．そして，関節円板と下顎頭の正しい位置的関係を維持しながら，数回繰り返し開閉口をさせ，その最後方限界の顎位であるセラピューティックポジションをスプリントに付与するのが，リポジショニングスプリントである．その位置・感覚をしっかりと自覚させ，口腔内で直接法にてスプリントを製作していく．

　なお，顎関節痛障害（下顎頭により関節円板後部結合組織の圧迫を回避したいもの）の場合，スプリントの装着は夜間のみとするため，症例によりスタビライゼイションスプリントでは下顎が落ち込むことにより後退位をとり，関節円板後部結合組織の圧迫を取り除くことがうまくいかない症例が存在するため，本装置が適応となるケースがある．

リポジショニングスプリントの製作法

　製作法のポイントと実際は **24-3** に示す．
① 概形の製作は，スタビライゼイションスプリントと既製のプラスチックシーネを

製作するところまでの工程は同じであるが，そこからは，スプリントを入れている間は，クリックのしない関節円板が復位した状態を維持できるようにすることがポイントである．すなわち，セラピューティックポジション（治療顎位）をまずは患者にしっかりと理解してもらい，直接法で製作できるように訓練する

② 通法により，プラスチックシーネを製作し試適しておく

③ 即重レジンにて馬蹄形に練成（a）し，プラスチックシーネ上に盛り上げる．その際，下顎が後退位を取らないようにするための斜面板を作るために，上顎前歯部にレジンを多く集め調整する（b）

④ 先に訓練しておいたセラピューティックポジションを，スプリント上に付与する．前方位でレジンをそっと噛ませ，その位置から開口してもクリックのないことを確認する．そして，レジンが硬化してくると発熱するので，注水する（c，d）

⑤ 側方運動ができるように調整し，リポジショニングスプリントを完成させる

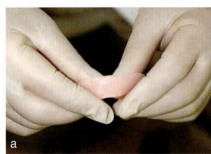
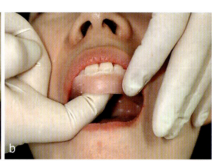
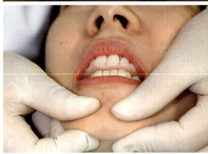
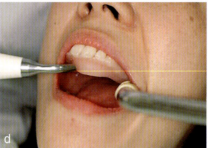

24-3 リポジショニングスプリント製作
a：即重レジンを馬蹄形に練成
b：下顎が後退位を取らないようにするための斜面板を製作のために，レジンを前歯部に多く集め調整する
c：セラピューティックポジションにてそっと噛ませ，その位置で開閉口してもクリックのないことを確認する
d：レジンの硬化時，発熱のため注水する

1) 顎関節症臨床医の会編．顎関節症スプリント療法ハンドブック．医歯薬出版，2016．
2) 田口　望．これで解決，顎関節症はこうして治す　すぐできる診断法と治療の実際．永末書店，2011．

- リポジショニングスプリントは，復位性関節円板障害のうち開口初期クリック例〜開口中期クリック例が適応となる．
- 治療顎位（セラピューティックポジション）を理解する．
- 顎関節痛障害で，下顎頭により関節円板後部結合組織への圧迫を回避しなければならない症例に適応となる．
- その使用は，夜間のみとする．
- 漫然とした長期の使用は避ける．長期使用が必要となる場合は，スタビライゼイションスプリントに変更する．

改良型ピボットスプリント

　関節円板の異常に起因した症例のなかで，非復位性関節円板障害すなわち復位を伴わない前方転位例（クローズドロック例）でロック解除不可能な症例や関節円板後部結合組織の圧迫に伴う強い疼痛を示す症例に対しては，保存的治療に苦慮することが多く，スタビライゼイションスプリントなどのスプリント療法も劇的な治療効果は期待できないことがある．また，疼痛を伴った変形性顎関節症に同じく保存療法を施しても，なかなか症状が軽快しないことがある．このような症例に対しては，理学療法，薬物療法，運動療法，スプリント療法（ピボットスプリント）を有効に組み合わせ，関節の可動域の拡大を図り，症状の改善を目指す[1]．

　これらの症例はとくに顎運動時・機能時に顎関節痛が激しい場合が多い．これは，関節円板後部結合組織に三叉神経第三枝の終末が入り，その部の物理的圧迫や滑膜の微細炎症を併発したりすることが疼痛発現に関与している．よって，症状側の関節円板後部結合組織への圧迫を回避し，夜間により効果的な負荷の軽減を目的とするスプリントが必要であり，その適応症は 25-1 に示す．

　その場合のピボットスプリントは，ピボットの形状によっては全く効果なく確実性に乏しいことがある．そのわけは，スプリントの使用が夜間の就寝中が主体であることを忘れてはならない．すなわち，仰臥位で就寝すると，下顎は重力により後退位を呈し，ピボットが意図するところで支点とならず，かえって顎関節に負担をかける結果となってしまうことがある．よって筆者は，より確実にピボットが支点となり，患側下顎頭が

【適応症】
疼痛を伴うクローズドロック例で，マニピュレーションにてロック解除不可のもの（非復位性関節円板障害）
疼痛と運動制限を伴った変形性顎関節症症例
疼痛を伴った開口晩期クリック例（開口終末にクリックを有するもの）（復位性関節円板障害の一部）

【ポイント】
使用は睡眠時のみとする
疼痛と運動制限を伴った症例には有効である（関節可動域の狭小がみられるもの）．
まずは，習慣性閉口路にて下顎位を決定する．それは，睡眠時の装着のため，仰臥位で睡眠中に下顎が重力にて後退位をとり噛みしめたときに，ピボットが下顎患側最後臼歯遠心に確実に力がかかるように，習慣性閉口路へ誘導する斜面板を付与する．噛みしめ時には，ピボットにより患側下顎頭が前下方へストレッチされ，関節可動域の改善，疼痛の改善が図られる

25-1　改良型ピボットスプリントの適応症とポイント

効果的に牽引されるスプリントを考案し，効果をあげている．その形状は 25-2 に示すごとくである[2,3]．

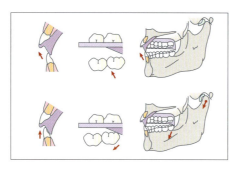

25-2 改良型ピボットスプリントの形状

改良型ピボットスプリントの製作法

製作法のポイントと実際は 25-3 に示す．

① 概形の製作はスタビライゼイションスプリントと工程は同じであるが，下顎が後退位を取らないように，習慣性閉口路へ誘導する斜面板を付与するように製作する（**a**）

② スプリントの患側最後臼歯部に筆盛用即重レジンを 1 滴盛り，後ろから前方へ向かっての斜面となるよう筆で調整する（**b，c**）

③ 口腔内へ装着し，患側小臼歯部に小折ガーゼ 1 枚を噛ませて閉口させる（**d**）

④ スプリントを口腔内から取り出し，なだらかな斜面に調整し，咬合時に患側下顎最後臼歯の遠心咬頭を支点として患側下顎頭が牽引されるようにテーブル型ピボットを調整する（**e，f**）

⑤ テーブル型ピボットの高さは，スプリント最後縁部で 1.5mm 程度で，その斜面の長さは前方へ 10mm 程度が効果的である（**g，h**）

⑥ 患側最後臼歯がテーブルピボットに接触したところ（**i**）

⑦ その状態で噛みしめたところ，噛みしめの力で患側下顎頭は前下方へ牽引され，徐々に開口域は増していく．そのときに疼痛がないことを確認する（**j**）

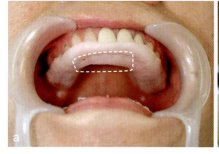
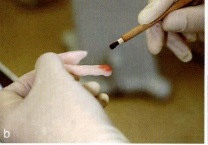
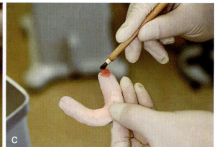

a：習慣性閉口路へ誘導する斜面板を付与する（□部斜面板）

b，c：スプリントの患側最後臼歯部に筆盛用即重レジンを 1 滴盛り，後方から前方へ向かっての斜面となるよう調整する

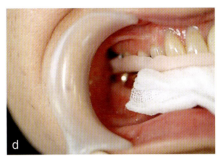
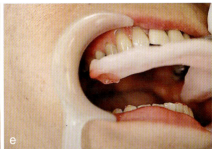

d：口腔内に装着し，患側小臼歯部に小折ガーゼ1枚噛ませて閉口させる

e,f：そのスプリントを口腔内より取り出し，患側下顎最後臼歯部遠心咬頭を支点として患側下顎頭が牽引されるように調整する（テーブル型ピボット）

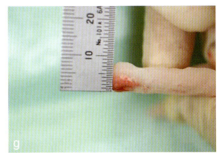
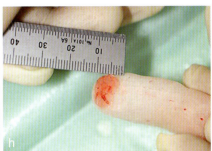

g,h：テーブル型ピボットの高さはスプリント最後縁部で1.5mm程度．斜面の長さは前方へ10mm程度が効果的である

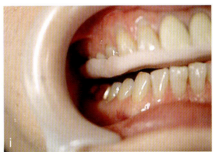
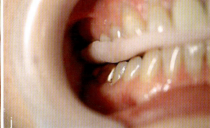

i：患側最後臼歯遠心斜面がテーブル型ピボットに接触したところ

j：その状態から噛みしめたところ．噛みしめの力により患側下顎頭は前下方へ牽引され，徐々に開口域は増加する．そのときに疼痛がないことを確認する

25-3 改良型ピボットスプリントの製作法

1) 顎関節症臨床医の会編．顎関節症スプリント療法ハンドブック．医歯薬出版，2016．
2) 田口 望．これで解決，顎関節症はこうして治す すぐできる診断法と治療の実際．永末書店，2011．
3) 田口 望．顎関節症はこうして治す－スプリント療法・運動療法入門－．永末書店，2007．

- 改良型ピボットスプリントの適応症例は，疼痛を伴う非復位性関節円板障害例でマニピュレーションにてロック解除不可能なもの，疼痛と運動制限を伴った変形性顎関節症症例である．
- 使用は夜間就寝時のため，下顎が落ち込み最後退位を取ったときに，確実にピボットが患側最後臼歯部遠心咬頭斜面に力が加わるように調整する．そこが支点となって患側下顎頭を牽引する結果となる．

薬物療法

　顎関節症の痛みは急性痛と慢性痛が存在し，その程度が強い場合には薬物療法が必要となることがある．顎関節症の疼痛は，ほとんどが深部体性痛の骨格筋痛の一部に集約され，筋痛や関節痛として現れる侵害受容性疼痛であることが多い．その他に神経障害性疼痛，心因性疼痛も存在することを認識する必要がある．神経障害性疼痛や心因性疼痛に対し，非ステロイド系抗炎症薬（NSAIDs）の効果はほとんど認められないため，疼痛の原因を判断し，しっかりとした臨床診断を下すことが大変重要となる．

　顎関節症の薬物療法では，スプリント療法や運動療法との併用や保存的治療の導入のための治療とされ，病態や症例により使用薬剤が異なる．薬物療法では，臨床現場で最もよく使用されるのがNSAIDsやアセトアミノフェンであり，原因のはっきりしない慢性痛には，オピオイド系鎮痛薬，抗痙攣薬，抗うつ薬，また末梢性神経障害性疼痛にはプレガバリンが使用されることがあるが，薬物療法の初期治療として安易に使用してはならない[1]．

　一方で，顎関節痛に対するNSAIDsの局所塗布や関節腔内注射としてヒアルロン酸やステロイドがあるが，その効果に関してはわが国で十分なエビデンスは示されていないが，整形外科領域では汎用されている．

NSAIDs

　わが国の医療保険にて顎関節症病名で適応症として認められている薬剤はNSAIDsであり，アンフェナクナトリウム（フェナゾックスカプセル）とインドメタシン（インダシン，インテバン，他後発品）の2種類だけである．しかし，変形性関節症病名では，ほとんどのNSAIDsが適応症を有しており，変形性顎関節症病名であれば使用可能となる．

　また，よく使用されているNSAIDsについて，厚生労働省保険局の官報のなかで，医薬品の適応外使用に係わる保険診療上の取り扱いについての検討において，顎関節症の関節痛に対して処方した場合，使用事例を審査上認めるとした（保医発0928第1号：2011.9.28）．それらは，ジクロフェナクナトリウム（ボルタレン錠，他後発品），ナプロキセン（ナイキサン錠）およびロキソプロフェンナトリウム水和物（ロキソニン錠，ロキソニン細粒，他後発品）の3品が承認された．

　NSAIDsの薬理作用は，痛み物質としてのPG（プロスタグランディン．炎症部位で放出される物質の一つで疼痛誘発物質）を生成することにかかわる酵素がCOX（シク

分類		一般名	商品名	COX-2 選択制
酸性 NSAIDs	サリチル酸系	サリチル酸コリン	サチボン	
		アセチルサリチル酸アスピリン	アスピリン	低い
		ジフルニサル	ドロビッド	
		エテンザミド		
	フェナム酸系	メフェナム酸	ボンタール	
	フェニル酸系	ジクロフェナック	ボルタレン	中等度
		スリンダク	クリニリン	中等度
		インドメタシン	インダシン	低い
		フェルビナク		
		エトドラク	ハイペン	高い
		トルメチン Na	トレクチン	
		ナブトメン	レリフェン	
	プロピオン酸系	イブプロフェン	フルフェン	低い
		フルルビプロフェン	ロビオン	低い
		ケトプロフェン	メナミン	低い
		ナプロキセン	ナイキサン	
		フェノブロフェン Ca	フェノブロン	
		オキサプロジン	アルボ	
		ロキソプロフェン Na	ロキソニン	
		ザルトプロフェン	ペオン	高い
	ピロロ-ピロール誘導体	ケトロラク	ケトロラク	
	オキシカム系	ピロキシカム	フェルデン	中等度
		メロキシカム	モービック	高い
		ロルノキシカム	ロルカム	高い
	コキシブ系→COX-2	セレコキシブ	セレコックス	選択的
		バルデコキシブ	ベクストラ	選択的
		パレコキシブナトリウム		選択的
		（ルミラコキシブ）		選択的
塩基性 NSAIDs		塩酸チアラミド	ソランタール	
		塩酸チノリジン	ノンフラミン	
		エピリゾール	メブロン	
		エモルファゾン	ペントイル	
NSAIDs には分類されない特別な解熱鎮痛薬		アセトアミノフェン	カロナール	

26-1 NSAIDSの分類（小山，2010[2])をもとに作成）

ロオキシゲナーゼ）であり，それを阻害すること（COXの合成を阻害，COXの活性を阻害，COX-2の合成を選択的に阻害）で消炎・鎮痛・解熱作用を発揮すると考えられているため，COX阻害薬と呼称されている．

COX-1は細胞に恒常的に存在し，胃粘膜保護，腎機能維持，血小板凝集に関連するPGを産生し，主に生体を守る機能を有している．これに対してCOX-2は，炎症部位において各種サイトカインなどの刺激によって誘導され，主に炎症や疼痛に関与するPGを産生する．近年，COX-2選択性が高い薬剤は胃腸障害の副作用（COX-1阻害が原因と考えられる）等が発現しにくいことが明らかになっており，胃腸障害を訴える患者に対し，使用しやすいことが特徴である．それらNSAIDsの種類・分類を**26-1**に示す．

1）NSAIDs の投与方法

　NSAIDs の投与方法はできるだけ屯用ではなく，時間投与が望ましい．投与後 1 週間で全身状態や治療効果・副作用を再評価し，継続投与の判断を行う．投与中に問題が生じた際は，薬剤投与の中止や変更を考慮し，投与期間は最大 2 週間程度とする．

2）NSAIDs の副作用

　NSAIDs の副作用としては，消化管出血，腎機能障害，肝機能障害，血小板凝集抑制，アスピリン喘息などがあるので，その投与期間・投与量など十分注意が必要である（26-2）．

3）NSAIDs に分類されない解熱鎮痛薬

　アセトアミノフェンは，欧米では以前より汎用され，副作用の少ない安全性の高い基本的な鎮痛薬として認められている．本剤はアニリン系薬剤であり，NSAIDs とは作用機序が違い，その効果は緩やかで長期使用も比較的安全である．

　炎症を伴う激しい痛みには不向きであるが，わが国では 2010 年に変形性関節症の効能が追加され，1 回 1000mg 1 日 4000mg を限度とする用量拡大が承認されている．アスピリン喘息に関しては，NSAIDs と同様に注意が必要である．また，長期大量投与で肝臓に副作用の報告がある．

- 消化管の潰瘍…消化管出血
- 腎機能障害…浮腫・むくみ
- 肝機能障害…全身倦怠感・食欲不振など（沈黙の臓器．自覚症状が出にくい）
- 血小板凝集抑制…出血傾向
- アスピリン喘息※
- 妊娠初期の催奇形性
- 妊娠後期の胎児の動脈管閉塞・腎機能障害・肺高血圧症
- 小児熱発時の脳症

※アスピリン不耐症（過敏症）には，ぜんそく型（気道型）とじんましん型（皮膚型）があり，前者をアスピリン喘息（NSAIDs 過敏喘息）と呼ばれる．アスピリンだけでなく NSAIDs 全般に息苦しさ（喘息発作）や鼻症状が起きる過敏な体質をもつ喘息のことをさす

26-2　NSAIDs の副作用

オピオイド系鎮痛薬

　先に述べたNSAIDsは非オピオイド系鎮痛薬の代表であり，軽度から中等度の疼痛に有効とされているのに対し，近年，重度の急性痛や難治性の慢性痛に対する薬物療法として注目を集めている．しかし，歯科領域ではまだあまり一般的とはいえない．オピオイド系鎮痛薬は，モルヒネの化学構造と類似しており，科学的に合成されたものや植物から抽出されたものがある．

　最近では，アセトアミノフェンなどの非オピオイド系鎮痛薬との併用が行われることがあり，両方を含む合剤が発売されている（トラムセット1錠中，トラマドール塩酸塩37.5mg，アセトアミノフェン325mg配合）．

　オピオイド系鎮痛薬には，モルヒネ，コデイン，フェンタニル，ペンタジンなどがある．

その他の薬剤

　その他原因のはっきりしない顎関節領域の慢性痛には，抗痙攣薬（バルビツレート系，非バルビツレート系など），抗うつ薬（三環系，四環系，SSRI，SNRI，NaSSAなど）が，末梢性神経障害性疼痛にはプレガバリン（リリカ）が使用されることがある．

病態別薬剤の選択

1）咀嚼筋痛障害

　咀嚼筋痛障害では，その病態に多因子が関与し，症状も複雑で慢性経過しやすいことから中枢性筋弛緩薬，三環系抗うつ薬，SSRI（選択的セロトニン再取り込み阻害薬），SNRI（セロトニン・ノルアドレナリン再取り込み阻害薬）などが使用されることがある．中枢性筋弛緩薬を投与することで咀嚼筋の活動を抑制し，筋緊張による疼痛を抑制することが期待されている．しかし，まずは運動療法，スプリント療法を優先する．

　現在，顎関節症が保険適応となる中枢性筋弛緩薬がなく，筋痛には筋弛緩薬より抗うつ薬の効果が優れており，臨床では投与しにくいとされる．これらの三環系抗うつ薬，SSRI，SNRIといった向精神薬は，歯科医師単独の判断で処方することは慎むべきで，専門医（精神科，心療内科，ペインクリニック等）に対診し，指示を仰ぐ必要がある．

2）顎関節痛障害

　新しい分類の顎関節痛障害は，関節包・靭帯の微細外傷に伴う疼痛のほか，滑膜炎，関節円板の転位に伴う関節痛，変形性顎関節症に伴う関節痛など，顎関節部の疼痛をすべて含むこととなった．よってその病態は多彩であるが，使用薬剤に関してはNSAIDsすなわち先述のアンフェナクナトリウム（フェナゾックスカプセル）とインドメタシン

（インダシン，インテバン他後発品），ジクロフェナクナトリウム（ボルタレン錠，他後発品），ナプロキセン（ナイキサン錠）およびロキソプロフェンナトリウム水和物（ロキソニン錠，ロキソニン細粒，他後発品）が主体となる．

3) 関節円板障害

復位性関節円板障害・非復位性関節円板障害の関節痛に対しては，顎関節痛障害と同じNSAIDsが選択される．

4) 変形性顎関節症

変形性顎関節症では，関節軟骨の変性に対しプロテオグリカンの生合成を促進する作用があるジクロフェナクナトリウム（ボルタレン錠，他後発品）など関節軟骨損傷修復を図るNSAIDsを選択すると良い．NSAIDsの多くが，変形性関節症の適応をとっている．

1) 土肥敏博ほか．顎関節痛に対する薬物療法．歯界展望．2012-2014；120-123．
2) 小山なつ．痛みと鎮痛の基礎知識(上)(下)臨床編－さまざまな痛みと治療法．技術評論社，2010．

- 顎関節症の各病態により薬物療法の選択が異なるので，しっかりとした診断が必須である．
- 顎関節症の疼痛には，侵害受容性疼痛（深部体性痛），ニューロパシックペイン（神経障害性疼痛），心因性疼痛があり，疼痛がどのタイプなのかにより薬物療法の選択が異なる．
  侵害受容性疼痛…NSAIDs
  ニューロパシックペイン（神経障害性疼痛）…プレガバリン（リリカ）等
  心因性疼痛…抗痙攣薬（バルビツレート系，非バルビツレート系，その他），抗うつ薬（三環系，四環系，SSRI，SNRI，NaSSAなど）
- 顎関節症病名で医療保険にて承認されているNSAIDsは，アンフェナクナトリウム（フェナゾックスカプセル），インドメタシン（インダシン，インテバン，他後発品），ジクロフェナクナトリウム（ボルタレン錠，他後発品），ナプロキセン（ナイキサン錠）およびロキソプロフェンナトリウム水和物（ロキソニン錠，ロキソニン細粒，他後発品）である．

生活指導

　顎関節症の原因は，解剖学的要因，咬合を含めた機能的要因，生活習慣に関わる要因，行動的要因，心身医学的要因など数多くの因子が複雑に絡み合って発症することが知られている（27-1）．各個人の適応能力には個人差が存在し，それら各種要因が個人の適応限界を越えたときに各種症状が起きる．

　それら各種要因で，日常生活のなかで無意識に行っている習慣などを改善することは，われわれ医療従事者が患者個人の生活習慣等に係る要因を見出し，正しい方向へ生活指導することで患者自身の意識改革へつながり，顎関節症治療法の補助的治療法として重要となる（27-2）．生活習慣に関わる要因を見いだし，これらを自覚して改めさせること（生活指導）で，本症の予防や症状の緩和も可能となる．

　これら生活習慣に関わる要因として，以下の事柄があげられる．また，これら要因には，パラファンクションも多く含まれており，詳しくは44～45ページも参照されたい．いずれにせよ一つの要因だけで顎関節症は発症するものではないので，多面的に診査診断し，それぞれの患者個人に合致した治療法を組み立てて対応することが重要である[1]．

睡眠時の要因

　睡眠時での顎関節症に関わる要因として，歯ぎしり・うつ伏せ寝があげられる．うつ伏せ寝は，顎関節に対し下顎頭の後上方への圧迫が関節円板後部結合組織の圧迫につながり，関節円板の転位の要因となりうる．また，関節円板後部結合組織は，血管および三叉神経第三枝の終末が入っており，そこへの圧迫は関節痛の原因，関節円板の前方転

- 解剖学的要因…下顎骨が小さい，下顎枝の短小，下顎角の開大など
- 咬合を含めた機能的要因…臼歯部欠損による低位咬合，偏咀嚼，下顎第二大臼歯の近心傾斜，上顎第二大臼歯の遠心傾斜による下顎後退位など
- 生活習慣に関わる要因…睡眠時の要因，日常生活での要因，仕事での要因，趣味などの要因（27-2参照）
- 行動的要因…生活習慣にかかわる要因にも関係するが，睡眠時の噛みしめ，うつ伏せ寝，日常生活でのTCH（27-2参照）
- 心身医学的要因（114～116ページ参照）

27-1　顎関節症発症にかかわる要因

各種要因	原因と考えられる因子	生活指導（対応法）
睡眠時の要因	歯ぎしり	夜間の無意識下での因子であり，TCHを含めた生活指導では対応できないため，スプリント療法により顎関節への負荷の軽減を図る
	うつ伏せ寝	本人および家族にうつ伏せ寝をできるだけ避けるように指導する
日常生活での要因	食事	偏咀嚼を止めるよう指導する．硬固物の咀嚼を避ける
	歯列接触癖（TCH）	TCH是正
	頬杖・噛みしめ	頬杖の禁止，TCH是正，噛みしめの防止
仕事での要因	仕事上や人間関係などのストレス	リラックス指導，TCH是正
	噛みしめが多い力仕事	
	楽器演奏（バイオリニスト，吹奏楽器），声楽	緊張の持続を避け，1時間の1度は首の回旋運動など行い，リラックスを図るよう指導
	コンピュータ作業など緊張の持続する仕事	
趣味などの要因	噛みしめを強いるスポーツ	顎のストレッチ，スポーツ用マウスピース．夢中になりすぎないように意識し，1時間に1度はリラックスを図る
	カラオケ	

27-2 生活習慣に関する要因とその対応法

位などの誘因となる．歯ぎしりにおいても，持続的な圧迫により同じことが起きる可能性がある．

いずれにせよ，睡眠時という無意識下でのできごとであるため，本人が自覚してすぐに改善できるものでない．よって，その可能性が見出された場合は，うつ伏せ寝に対しては家族を含め改善に努力するよう指導し，歯ぎしりに対してはスプリント療法により顎関節への負荷を軽減させることが重要である．場合によっては，うつ伏せ寝に対しても，スプリント療法が有効である．

日常生活での要因

日常生活のなかで，食事での要因としては偏咀嚼や硬固物の咀嚼が，日常動作の要因としては頬杖・噛みしめ・歯牙接触癖（TCH）がある．TCHの是正に関しては，木野[2]の報告がある．日中にくいしばっていることが多い人は，上下の歯の間は離す意識をもち，ときどき歯の裏側や口蓋部切歯孔周辺を舌尖でなめるようにするのが効果的である．また，TCHはテレビを見ているときや長時間パソコンをしているときなどに起こりやすいので，テレビやパソコンの隅に認識するための「歯と歯の接触をしない」などの紙を貼り，それを見たら上下の歯が接触していないかどうかを確認し，もし接触していたら離すということを繰り返すという方法がある．この方法はリマインダー法と呼ばれている．ただし，TCHを意識しすぎるとそれがかえって疲労感をつくってしまうこともあるので，四六時中TCHを意識して生活するのではなく，TCHにふと気づいたときに歯を離すようにすることが推奨されている．

偏咀嚼については，いつも片側で咀嚼することにより，作業側の咀嚼筋に負荷がかかり，同側の関節円板後部結合組織への圧迫につながることから，できるだけ左右均等に咀嚼する意識をもつよう指導することが重要である．また，硬固物咀嚼に関して，顎関

節に負荷のかかる硬固物とは，硬いあられのような噛み砕くものというよりは，肉のスジやイカの刺身など大臼歯部で噛み切る，あるいは磨りつぶすといったものが関節円板後部結合組織への圧迫につながるため，顎関節部に痛みなどの障害があるときは，そういった食品を食べるのを避けたほうが良いことを指導する．また，当然ながら義歯の摩耗など咬合接触の喪失したような不良補綴物は改善を図る．

仕事での要因

仕事での要因としては，仕事上または人間関係等ストレスがかかる場合，噛みしめが多くなる力仕事，バイオリニストや声楽家など顎に無理な位置を強いたり負荷がかかったりする場合，コンピュータ作業など常に緊張が持続するものがあげられる．これらへの生活指導としての対応は，1時間に1度はリラックスし，首の回旋運動など体の柔軟性を高め，噛みしめ・TCHの是正を図る時間をもつよう努めることが良い．

趣味などの要因

趣味などの要因として，スキューバダイビングなど噛みしめをするスポーツ，カラオケなどの歌唱が顎関節や咀嚼筋への過負荷をきたしやすく，顎関節症を発症しやすくなる．スポーツなどでは，噛みしめをしないと瞬発力が出ないことがあり，そのような場合にはスポーツガードのマウスピースで対応する．生活指導としては，夢中になりすぎて長時間に及ばないように意識すること，1時間に1度はリラックスして顎のストレッチ運動等を行うように指導する．

以上，生活習慣に関わる要因について述べてきたが，精神的なストレスは日中の無意識のくいしばりや肩，首，顔の筋肉の過度の緊張，さらに睡眠障害を招き，睡眠中のくいしばり，歯ぎしりの原因になる．このような生活習慣，しかも気づかずに行ってしまっている癖を洗い出し，改善していくことが，顎関節症における生活指導であり，症状の緩和や，発症を防ぐことが期待できる．顎関節症の発症や経過には生活習慣が深く関わっているということを，患者に気づいてもらい，それを取り除く努力をしてもらうことが重要となる．

1) 田口 望．顎関節症における患者指導．歯界展望臨時増刊．1989；73：1381-1403．
2) 木野孔司．顎関節症の増悪因子としての歯牙接触癖．日歯医師会誌，2008；60(11)：6-14．

- 顎関節症は多因子疾患であり，多くの要因・因子のうち生活習慣に関わる要因を見出し，それらを生活指導することが顎関節症改善につながる．
- 生活習慣に関わる要因には，睡眠時の要因，日常生活での要因，仕事での要因，趣味などの要因がある．

Key Word 28

心身医学

　心身医学とは，日本心身医学会によれば「身体面・心理面・社会的環境を含め総合的に人を診断する学問」としている．すなわち患者を統合的に診ていこうとする全人的医療を目指す医学の一分野で，心身医学を実践している診療科は心療内科である．しかし，医療の現場では，われわれ一般臨床医はあらゆる患者に対して心身両面を考えながら診断・治療にあたるべきであり，心身医学は臨床医学の根本であると考えるべきである．

心療内科と精神科の違い

　心療内科は主に心身症を扱い，心身症は身体疾患で，身体の症状が主訴ということになる．すなわち，心身症と診断するには2つの条件があり，1つめは身体疾患の診断が確定していること，2つめは環境の変化（時間的・季節的など）により身体症状が変動することである．一方，精神科は精神疾患を専門に扱う科で，心の症状，心の病気を扱う科である．心の症状とは，不安，抑うつ，不眠，イライラ，幻覚，幻聴，妄想などを指す．

　「心療内科」という標榜はもともと心身医学から出てきた言葉で，それを軽症の精神科と解釈すべきではない．しかし，町の開業医（クリニック）で「心療内科」という標榜がなされていても，実際は精神科ということがある．いまだ「精神科」とすると敷居が高く，患者が敬遠する風潮があり，混乱の基になっている．

心身症と周辺疾患

　心身症という言い方は，身体の病気に関する診断や治療に対して，こころの側から診ていくことを指している．しかし，どのような身体疾患も，その病んでいる個人のこころと関係がないことは決してない．心身症治療のアプローチ法として重要なことは，本来の身体疾患に対する適切な治療とその人に即した体質・性格・環境・生き様などを全人的に診ることである．

　心身症と周辺疾患としては，過敏性腸症候群，胃十二指腸潰瘍，自律神経失調症，不適切な生活習慣に起因する高脂血症，糖尿病，冠動脈心疾患，仮面うつ病などがあげられる．また心身症の病態を考えることのできる疾患については 28-1 に示す．

診療科	器質的疾患	機能的疾患	神経症性・一過性心身反応
呼吸器系	気管支喘息，慢性閉塞性肺疾患	過換気症候群，咽頭痙攣	神経症咳嗽
循環器系	本態性高血圧症，冠動脈疾患（狭心症，心筋梗塞）	本態性低血圧症（特発性），起立性低血圧症，一部の不整脈，レイノー病	神経循環無力症
消化器系	胃・十二指腸潰瘍，急性胃粘膜病変，慢性胃炎，潰瘍性大腸炎，慢性肝炎，慢性膵炎	過敏性腸症候群，胆道ジスキネジー，神経性腹部緊満症，びまん性食道痙攣	空気嚥下症，ガス貯留症候群，心因性嘔吐
内分泌・代謝系	神経性食欲不振症，甲状腺機能亢進症・低下症，糖尿病	神経性過食症，Pseudo-Bartter症候群，愛情遮断性低身長症，腎性糖尿	心因性多飲症
神経・筋肉系	痙症斜頸，パーキンソン症候群	筋収縮性頭痛，偏頭痛，自律神経失調症，舌の異常運動，振戦，チック，舞踏病様運動，ジストニア，線維筋痛症	慢性疼痛，自律神経失調症，めまい，冷え性，しびれ感，異常知覚，運動麻痺，失立失歩，失声，失神，痙攣
皮膚科領域	アトピー性皮膚炎，円形脱毛症，汎発性脱毛症，接触皮膚炎	慢性蕁麻疹，多汗症，日光皮膚炎，湿疹，皮膚掻痒症（陰部，肛囲，外耳道など）	
整形外科領域	椎間板ヘルニア，関節リウマチ，頸肩腕症候群，脊柱管狭窄症	腰痛症，肩こり，外傷性頸部症候群（むち打ち症を含む），他の慢疼痛性疾患	
産婦人科領域	老人性膣炎，外陰潰瘍	更年期障害，機能性子宮出血，月経痛，月経前症候群，月経異常，不妊症（卵管攣縮，無排卵周期症を含む），外陰掻痒症，性交痛	マタニティーブルー
耳鼻咽頭科領域	アレルギー性鼻炎，突発性難聴，慢性副鼻腔炎	眩暈症（メニエール病，動揺病），嗅覚障害	耳鳴，心因性難聴，咽喉頭異常感症，心因性失声症，吃音
小児科領域	気管支喘息，消化性潰瘍，神経性食欲不振症，バセドウ病，アトピー性皮膚炎	過換気症候群，憤怒痙攣，過敏性腸症候群，反復性腹痛，（神経性）過食症，周期性嘔吐症，起立性調節障害，夜尿症，頭痛，偏頭痛，乗物酔い，心因性痙攣，愛情遮断性低身長症，慢性蕁麻疹，吃音	呑気症，めまい，夜驚症，心因性発熱
歯科・口腔外科領域	顎関節症，歯肉炎，歯周病	口腔乾燥症，三叉神経痛，舌喉神経痛，突発性舌痛症	義歯不適応症，補綴後神経症，口腔・咽頭過敏症

（独立行政法人国立精神・神経医療研究センター脳病態統合イメージングセンター守口善也をもとに作成）

28-1 心身症の病態を考えることのできる疾患

心身医学と顎関節症

　顎関節症は多因子疾患であり，解剖学的要因（小顎症；下顎枝が短く下顎角が開大など），咬合を含めた機能的要因（臼歯部の多数歯欠損の放置，第二大臼歯歯軸の傾斜など），生活習慣に関わる要因，行動的要因（うつ伏せ寝，TCH，偏咀嚼，頬杖など），心身医学的要因（不安，抑うつ，ストレスなど）などの多くの因子が複雑に絡み合って発症する．
　顎関節症と診断する場合，純然と顎関節構成体（咀嚼筋，関節円板，顎関節関節軟骨，関節包，靭帯など）の異常に伴う症例と，それら身体症状だけでは説明のつかない症例が存在する．和気ら[1]によれば，顎関節症患者のなかで心身医学的な配慮を必要とする症例の頻度は20〜30％と報告され，「いわゆる心身症とその周辺疾患」の一つにあげられている．和気らのリエゾン診療によれば，顎関節症患者のなかで，口腔外科医が

Key Word 28

> 身体表現性障害（somatoform disorders）という用語は，アメリカ精神医学会の分類（DSM-Ⅳ-TR）で以下のごとく分類されている．
> - 身体化障害
> - 鑑別不能型身体表現性障害
> - 転換性障害
> - 疼痛性障害
> - 心気症
> - 身体醜形障害
> - 特定不能の身体表現性障害
>
> 身体表現性障害とは，身体疾患を示唆する身体症状を示すが，それが器質的な一般身体疾患，または他の精神障害によっては説明できない特徴がある．すなわち，その症状は，臨床的に著しい苦痛を示し，身体面で器質的・機能的な異常が見当たらないにもかかわらず，身体症状を訴え続ける精神疾患で，器質的・機能的異常が存在する心身症とは相違する．第5版のDSM-Ⅴでは，従来DSM-Ⅳでの身体表現性障害の要件であった「身体医学的に説明できない身体症状」の判断には信頼性がないという理由で，新たに「身体症状および関連障害（somatic symptom and related disorders）」という用語が採用された．

28-2 身体表現性障害と身体症状および関連障害

診て何らかの精神的な問題があると判断した症例に対する精神科医の診断は，身体表現性障害（身体症状および関連障害；DSM-Ⅴ，**28-2**）に含まれる疾患が最も多く，さらに明確な他覚的身体所見の認められる症例では，精神疾患との合併と考えられる症例が存在し，自覚症状が中心となる症例や咀嚼筋の機能障害と口腔外科医が診断した症例のなかには，心気症と診断される症例が多かったと報告している．

筆者[2]は，以前よりどの顎関節症の症型にも心身医学的要因が関与している可能性をあげ，両面からの対応（2軸診断）の必要性について言及してきた．すなわち，顎関節症の診断と治療には，身体面と精神面での2軸による鑑別診断が重要で，心身医学に関連する顎関節症の治療で大切なことは，歯科医師やコメディカルスタッフによる安心感を与える対応，すなわち支持的な精神療法である．

1) 和気裕之．サイコ・デンティストリー歯科医のための心身医学・精神医学．砂書房，1998．
2) 田口　望．顎関節症はこうして治す－スプリント療法・運動療法入門－．永末書店，2007．

Key Point
- 心身医学とは，「身体面・心理面・社会的環境を含め総合的に人を診断する学問」とされる．
- 一般臨床医は，あらゆる患者に対して，心身両面を考えながら診断・治療にあたるべきである．
- 心身医学は臨床医学の根本である．
- 顎関節症のどの病態にも心身医学的要因の関与を考慮し，身体面と精神面の2軸での対応が必要である．

認知行動療法

物事を解釈したり理解する仕方（認知）のゆがみが原因となっているものを自ら修正する認知療法と，学習理論に基づいてより良い行動に修正する行動療法を統合した治療法を指す．また認知・行動・感情の3者は，互いに影響しあい密接に関係しているという仮説に基づき，認知や行動を変えることにより，問題解決に導く治療法である．

本来認知行動療法は，気分障害（うつ病），パニック障害，強迫性障害，摂食障害，不安障害などにエビデンスに基づく有効性があるとされる．しかし，認知行動療法だけで精神疾患を治すことはできず，精神疾患の治療法としては，身体的な治療法と心理療法（精神療法）のいずれかに分類でき，身体的な治療法には薬物療法と電気けいれん療法がある．心理療法（精神療法）には，個人療法，グループ療法，家族療法といったものがあり，各種の技法（リラクセーション訓練や曝露療法など）がある．これらを組み合わせて適応していくことで，より効果的な結果を得ることが可能となる．

大野[1]によれば，認知行動療法はプラス思考をさせる心理療法（精神療法）だと誤解されることがあるが決してそうでなく，ものの考え方，捉え方を改めることができる点が認知行動療法の優れたところであり，薬物療法単独ではできない点であるとしている．

認知行動療法というと，特別なもののように受け取られることがあるが，決してそうではなく，よくない展開を予測してそうならないように準備をし，よくない予測が起こるかのように考えないようにする．つまり，バランスが大切で，そのバランスを整える療法が認知行動療法だと考えればわかりやすい．また，生活習慣の改善（29-1）やリラクセーション法（29-2）だけで，症状改善が見られない場合に適応される．

顎関節症における認知行動療法の役割

TCH（Tooth Contacting Habit，歯列接触癖）は，木野ら[2]が発表した上下の歯の接触癖をいう．上下顎の歯が接触する時間は1日のなかで20分以下と言われ，通常，上

- 生活習慣すなわち基本的な習慣性行動（食事，運動，飲酒，休養，睡眠など）を規則正しくする
- 生活習慣の是正により，全般的なストレス耐性を高め，生活習慣病の予防的効果がある

29-1 生活習慣の改善

> - 不安，抑うつ気分，慢性疼痛などの治療計画に含まれる効果的な方法で，緊張を解き，ストレスの悪影響をやわらげ，心身を穏やかな状態にする方法をいう
> - 緊張すべきときに適度に緊張し，休息すべきときに適度にリラックスし，そのバランスとメリハリをセルフコントロールできるようにする
> - 具体的な方法
>   自律呼吸法，腹式呼吸法…ゆっくりと呼吸し，周期的な深い呼吸を意識する
>   自己統制法…自分の呼吸や鼓動の身体的な感覚に注意を向け，自分の体が暖かい，重い，リラックスしていると想像する
>   漸進的筋弛緩法…ジェイコブソンの方法で，一連の筋肉を上の額から順に目，口，肩と下の足に至るまで，順にそれぞれ引き締めたり弛緩させたりを繰り返す
>   誘導イメージ療法…ネガティブな気分の代わりにポジティブな気分に意識を向けてリラックスする
>   瞑想やヨガなどの心身鍛錬もリラクセーションの一種

29-2 リラクセーション法とは

　下顎の歯が接触するのは，咀嚼時と嚥下時および会話時等に瞬間的に触れるだけで，それ以外のときは上下顎の歯が触れることは基本的にない．

　しかし，上記以外でも上下顎の歯が接触することがあり，噛みしめ・歯ぎしり・食いしばりなど，その他，読書，パソコンなど下を向くこと，何かに集中しているときなど，上下顎の歯が自然に接触することがある．上下顎の歯が触れると閉口筋の筋活動が活発となり，上下顎の歯が触れている間は筋肉が働き続け，こうした歯の接触時間が長くなればなるほど筋肉は疲労し，顎関節症の発症要因の一つとなりうる．TCHの治療（改善方法）として，認知行動療法を応用したリマインダー法（TCHを行っているか確認する合図を設定する方法）が有効とされている．

　リマインダーとは，「思い出させるもの」という意味であり，歯の接触を自ら意識させ，歯と歯を離すという行動に結びつける，いわゆる認知行動療法の一つの手法である．

1) 大野　裕．認知療法・認知行動療法治療者用マニュアルガイド．星和出版，2010．
2) 木野孔司．TCHのコントロールで治す顎関節症．医歯薬出版，2015．

- 認知行動療法とは，認知療法（考え方・認知を修正する療法）と行動療法（学習理論に基づいてより良い行動に修正する療法）を統合したものを指す．
- 認知行動療法は，気分障害（うつ病），パニック障害，強迫性障害，摂食障害，不安障害などにエビデンスに基づく有効性があるが，単独では治すことができないので，他の治療法を組み合わせて対応する必要がある．
- 顎関節症においては，TCHの是正などがあてはまる．

口腔顔面痛

　口腔領域の疼痛は，解剖学的・神経学的・生理学的要素がきわめて複雑であり，患者の訴える痛みが歯が原因なのか，歯でない要因による痛みなのか，その他の口腔に隣接する組織（顎関節，唾液腺，副鼻腔など），またそれ以外からの痛みなのかを鑑別診断し対応しなければならない．

　歯原性の疼痛，すなわち歯・歯周組織炎，歯髄炎，歯周病などによる"痛み"は，歯もしくは歯周組織に直接的に処置することにより改善させることが可能であるが，全く歯・歯周組織に異常が確認できない非歯原性の歯痛が，われわれ一般の歯科開業医が行う歯科処置によって解決しうる症例か，難治性の顎関節症など歯科における専門医への紹介が必要な症例か，はたまた心療内科・ペインクリニックなどの医科の専門医への紹介が必要な症例なのかを判断しなければならない．

　そのためには，疼痛の発生源が何であるか，またその疼痛が最近現われたものか慢性的なものか，そして経時的にどのように変化してきたのかを明確に診断する知識と技術が必要となる．すなわち，**30-1** の項目が重要な診査すべき事項とされる．

　口腔顔面痛の概念は，1980年ごろ Bell[1] により提唱され，それを Okeson[2] が受け継ぎ，改訂され集大成されたものとなった．口腔顔面痛は，疼痛と発生原因によって，体性痛，神経因性疼痛，心因性疼痛の3つに分類されている[3]（**30-2**）．これら分類を理解し，口腔顔面部に発生する疼痛をあらゆる角度から検討し，その臨床的特徴を把握することが，顎関節症の診断と治療を行っていくうえにおいてもきわめて重要である．

【第Ⅰ軸（身体的状態）】体性痛

　体性痛は，皮膚・粘膜・骨格筋・内臓組織などに分布する侵害受容体（疼痛感覚の受け皿）や正常な神経構造への侵害刺激により生じる．これは，生体の防御機構であり，

- 経過（急性，慢性）
- 部位
- 性状
- 頻度
- 持続時間
- 誘発因子
- 悪化因子
- 改善因子

30-1 診査すべき事項

第Ⅰ軸（身体的状態）

1. **体性痛**
   1) 表在性体性痛
      - 皮膚疼痛
      - 口腔粘膜痛
   2) 深部体性痛…以下のごとく骨格筋痛と内臓痛に分類される
      - (1) 骨格筋痛
        - 筋痛
          - ・防御的緊張性疼痛
          - ・遅発性筋痛
          - ・筋筋膜痛
          - ・筋スパズム痛
          - ・筋炎による疼痛
        - 顎関節痛
          - ・靭帯痛
          - ・関節円板後部結合組織の疼痛
          - ・関節包痛
          - ・関節炎痛
        - 骨性痛・骨膜痛
        - 軟性結合織痛
        - 歯根膜痛
      - (2) 内臓痛
        - 歯髄痛
        - 血管性疼痛
          - ・動脈炎
          - ・頸動脈圧痛

   神経血管性疼痛
   - ・前兆を伴う片頭痛
   - ・前兆を伴わない片頭痛
   - ・群発頭痛
   - ・発作性片頭痛
   - ・異型神経血管性疼痛

   内臓粘膜痛
   腺痛・眼部痛・耳痛

2. **神経原性疼痛**
   1) 反復発作性疼痛
      - (1) 発作性神経痛
        - 三叉神経痛
        - 舌咽神経痛
        - 膝神経節神経痛
        - 上咽頭神経痛
        - 後頭神経痛
      - (2) 神経血管性疼痛
        - 異型神経血管性疼痛
        - 発作性片頭痛
        - 群発頭痛
   2) 持続性疼痛
      - (1) 神経炎痛
        - 末梢神経炎
        - 帯状疱疹
        - ヘルペス後神経痛
      - (2) 求心路遮断痛
        - 外傷性神経痛
        - 非定型歯痛

   (3) 交感神経介在性疼痛

第Ⅱ軸（心理的状態）

3. **心因性疼痛**
   1) 気分障害
      - 抑うつ障害
      - 双極性障害
      - 身体的異常による気分障害
   2) 不安障害
      - 一般的不安障害
      - 心的外傷後ストレス障害
      - 身体的異常による不安障害
   3) 身体表現性障害
      - 身体化障害
      - 鑑別不能型身体表現性障害
      - 転換性障害
      - 疼痛性障害
      - 心気症　など
   4) その他
      - 詐病
      - 身体的異常に影響を与える心理的因子
        - ・人格特性または敵対行為
        - ・不健康な行動
        - ・ストレス関連の生理学的反応
      - 本分類以外のすべての精神障害

30-2 口腔顔面痛の分類（疼痛と発生原因）

　各種有害な刺激を侵害受容体が反応し，その電気的興奮が末梢神経または自律神経から脳（中枢）にインパルスを伝達し，その結果，痛みとして感じる．
　体性痛は，表在性の体性痛と深部性の体性痛に分類される．

1) 表在性体性痛

　表在性の体性痛は，その特徴として比較的診断は容易で，皮膚や歯肉粘膜疾患に関連している．すなわち，皮膚や口腔粘膜は外界と接しており，傷害される部位に分布する神経に直接的な侵害刺激により，正確に疼痛の部位を認識できると同時に，その痛みの性状や持続時間もはっきりしているのが特徴である．

2）深部体性痛

深部体性痛は，骨格筋痛と内臓痛に分類される．

顎関節症由来の疼痛は，ほとんどが深部体性痛の骨格筋痛の一部に集約されている．顎関節症を含めた深部体性痛を呈する疾患は，しばしば実際に原因のある部位とは異なる部位に感じられる痛みすなわち関連痛や，局所的な皮膚の紅潮・浮腫など臨床医を混乱させる二次的な影響を示すことが多く，疼痛の性質は鈍痛で，ときに倦怠感やうつ病を誘発することもある．そのため，診断は確定しづらく困難なことも多い．

神経原性疼痛

神経原性疼痛は，疼痛を感じる領域を支配する神経自体の構成要素の異常によって起こるもので，体性痛が侵害刺激により起こるのに対し，その刺激がなくても疼痛を生じるのが特徴である．この疼痛の特徴は，三叉神経痛に代表されるように，はっきりとした部位の特定すなわち神経分布に沿った感覚の異常を伴うもので，しばしば刺激的で激痛を感じる．臨床症状などから，反復発作性疼痛と持続性疼痛の2つに分類される．

【第Ⅱ軸（心理的状態）】
心因性疼痛

心因性疼痛は，体性痛や神経原性疼痛のものとは全く異なり，患者の心の中にある問題，すなわち精神的原因から生ずる疼痛に関連するものである．したがって，神経系への侵害刺激や神経機構内の異常によって惹起されることはないが，疼痛の原因となりうる本来の組織の損傷が消失したあとでも，精神的原因が疼痛を持続または増悪させる．すなわち，どのような疼痛も，各個人の心理状態すなわち不安や緊張などの精神的ストレスに大きく左右される．とくに慢性の疼痛はその傾向が強く，経過が長くなればなるほど心理的因子の影響をより強く受けることとなる．

疼痛を悪化させる心理的要因には，大きく分けて気分障害，不安障害，身体表現性障害がある（116ページ参照）．

1) Bell WE. Orofacial pains ; Differential diagnosis. 2nd ed. Year Book Medical Publishers, 1980 ; 128-139.
2) Okeson JP. Bell's Orofacial pains, 5th ed. Quintessence, 1995.
3) 田口　望．口腔顔面痛の分類．歯界展望別冊／顎関節症のマネージメント．医歯薬出版，2001 ; 22-27.

- 口腔顔面痛の概念は，1980年ごろBellにより提唱され，それをOkesonが受け継ぎ，改訂され集大成されたものとなった．
- 口腔顔面痛は疼痛と発生原因によって，体性痛，神経因性疼痛，心因性疼痛の3つに分類される．
- 口腔領域の疼痛の発生源がどこにあるのか，確実に診断していくことがきわめて重要である．

おわりに

顎関節症に終診はあるのか―転帰―

　顎関節症は，本書で述べてきたようにきわめて多彩な因子が関与しており，Ⅰ軸の身体面での臨床症状に対し各種保存治療を適応し改善しても，しばしば症状の再燃をみることがある．これは，Ⅰ軸（身体面）のみならずⅡ軸（心身医学的要因）の関与も否定できず，関与していた他の因子が出現してくる可能性がある．

　まずは，顎関節症の臨床診断をしっかりと行うにあたり，他の顎関節疾患との鑑別診断を行い，そしてⅠ軸として顎関節症のなかの咀嚼筋痛障害，顎関節痛障害，関節円板障害，変形性顎関節症のどの病態に該当するかを確実に診断していくことが重要である．その後もしくは並行してⅡ軸の心身医学的要因の関与を見定め，その病態に適応する各種保存的治療法を選択し治療にあたるべきである．

　すなわち顎関節症は，整形外科領域の腰痛症（原因が同定できるのは腰痛症の15％程度といわれている）と共通する面があり，このような発症原因をはっきりと同定するのが困難な慢性痛を有する慢性疾患は，いったん症状改善がみられても終診ではなく，経過観察を含めたフォローアップに移行すべきである．

　重要なことは，患者自身にしっかりと症状再燃の可能性を説明し，歯周病・糖尿病などの慢性疾患と同じく，定期的観察が必要であることを認識してもらい，親身にコミュニケーションをとることであり，そのコミュニケーションが患者・家族を癒す効果があることを念頭に置いて対応されたい．

　本書が，明日からの日常臨床の一助になれば幸いである．

　　　　　　　　　　　　　　　　　　　　　　　　　　　　田口　望

【著者略歴】
田口　望（たぐち　のぞむ）
愛知県江南市開業（医療法人田口歯科医院）
理事長・医学博士

1974 年　愛知学院大学歯学部卒業
1977 年　名古屋大学医学部助手
1980 年　医学博士授与（名古屋大学）
1983 年　名古屋大学講師　医学部付属病院分院科長
1987 年　開業

日本顎関節学会名誉会員
日本顎関節学会指導医・専門医
日本口腔顔面痛学会指導医・専門医
名古屋大学医学部非常勤講師
愛知学院大学歯学部非常勤講師
尾北歯科医師会監事

キーワードでわかる
顎関節症治療ガイドブック　　ISBN978-4-263-46129-7

2016 年 12 月 20 日　第 1 版第 1 刷発行

著者　田　口　　　望
発行者　大　畑　秀　穂
発行所　医歯薬出版株式会社

〒113-8612　東京都文京区本駒込 1-7-10
TEL.（03）5395-7638（編集）・7630（販売）
FAX.（03）5395-7639（編集）・7633（販売）
http://www.ishiyaku.co.jp/
郵便振替番号　00190-5-13816

乱丁，落丁の際はお取り替えいたします　　印刷・教文堂／製本・愛千製本所
© Ishiyaku Publishers, Inc., 2016. Printed in Japan

本書の複製権・翻訳権・翻案権・上映権・譲渡権・貸与権・公衆送信権（送信可能化権を含む）・口述権は，医歯薬出版(株)が保有します．
本書を無断で複製する行為（コピー，スキャン，デジタルデータ化など）は，「私的使用のための複製」などの著作権法上の限られた例外を除き禁じられています．また私的使用に該当する場合であっても，請負業者等の第三者に依頼し上記の行為を行うことは違法となります．

|JCOPY|＜(社)出版者著作権管理機構　委託出版物＞

本書をコピーやスキャン等により複製される場合は，そのつど事前に(社)出版者著作権管理機構（電話 03-3513-6969，FAX 03-3513-6979，e-mail：info@jcopy.or.jp）の許諾を得てください．